10년 후 약국·약사, 미래를
개척하는 20가지 제언

10년 후 약국·약사, 미래를 개척하는 20가지 제언

1판 1쇄 인쇄 2018년 5월 10일
1판 1쇄 발행 2018년 5월 15일
저 자 후지타 미치오(藤田道男)
번 역 감 수 김동근 이병각 이진희
펴 낸 곳 조윤커뮤니케이션
펴 낸 이 최 몽 순

인쇄·제본 : 한영문화사

주소 : 서울시 종로구 삼봉로 81 두산위브 파빌리온 304
전화 : 02-730-8842 팩스 : 02-730-8814

출판등록 : 제300-2005-208
등록일자 : 2001년 4월 13일

ISBN : 978-89-91216-92-1

값 25,000원

*잘못 만들어진 책은 구입하신 서점에서 교환해 드립니다.

10년 후

약국·약사, 미래를 개척하는 20가지 제언

저자 **후지타 미치오** 번역감수 **김동근·이병각·이진희**

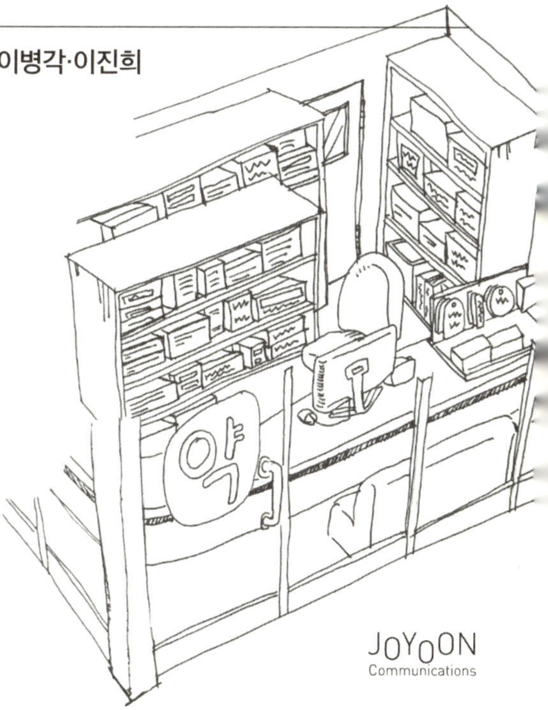

JOYOON Communications

한국어판 서문

10년 후 약사-약국은 어디에 있을까?

30여 년 전 첫 약국을 개설하였을 때 우리나라 약국은 사방의 위협으로부터 무방비 상황이었고, 약국은 험난한 도전과 급격한 변화 속에서 살아남아야 하는 소규모 공간에 불과하였을 따름이었다. 무엇보다도 가장 큰 변화의 파도는 2000년 시행된 의약분업이었으며, 그 이후 우리 약업 환경은 급격한 변화의 물결을 타기 시작했다.

상품명 처방으로 시작한 불완전한 의약분업은 약국 환경을 난관으로 몰아갔다. 이런 여파는 약국 수의 상대적 감소에서 여실히 드러난다. 2000년 분업이 시행된 해 약국은 2만300여 곳이었었으나, 20여년 가까이 지난 2017년에도 2만1천여 약국으로 조사되고 있다. 다른 의료기관이 늘어나는 추세에 비하면, 갈수록 약국 환경이 위축되고 있는 사례인 것이다.

그 기간 동안, 의약품의 사용에서도 약국가의 어려움을 발견할 수 있다. 통계를 보면 2000년 의약품 연간 사용 통계 6조5천억원 남짓한 금액에서 일반의약품은 2조5천억원 규모였다. 하지만 2016년 의약품 시장 규모 약 21조 7천억원으로 급성장한 반면 일반의약품 2조7천억 내외의 규모에 머물렀다. 전체 의약품시장은 3배 이상의 성장을 하였지만 약국의 일반의약품 시장은 매출 증가 없이 정체상태인 것으로 분석된다. 이는 의료보험과 같은 3자 지불방식으로 인한 약국의 일반의약품 위축과 약국의 상대적 입지 하락으로 다가오고 있다.

우리는 언제나 일본의 약국가의 전철을 닮고 싶어 하지 않는다. 하지만 안타깝게도 현재 우리 약국가는 일본과 유사한 형태로 닮아가는 추세를 보이고 있다. 그렇지만 우리에겐 기회가 될 수 있다고 생각한다. 일본 약국가를 제대로 분석하고 타산지석으로 삼을 수 있기 때문이다.

이 책에서 제시하는 일본의 사례는 현재 대한민국 약국의 어려움을 개선할 수 있는 방법을 고안하는데 아이디어를 줄 수 있을 것이다. 또한 일본 약국가 현재는 우리가 미래를 준비하고 예측하는데도 시행착오를 예방할 것이다. 일례로 일본 약국이 고령화 사회로 진입했을 때 의료비의 수요가 다방면에서 많아져 오히려 약국의 조제료 수가가 상대적으로 줄어드는 것을 보고, 많은 학자들이 고령화 사회가 약국의 시장증대로 이어질 것으로 분석했었기에 충격을 받은 경험이 있다.

생산인구의 증가 없는 노령인구의 증가는 부양 능력이 없는 사회가 되어 보험 재정도 한계에 직면한 심각한 실정이며, 전체 보험재정에서 약국 재정의 비중을 줄여야하는 현실이 일본 약국 경영에 직격탄을 날리고 있다고 한다. 이제 대한민국도 고령화 사회가 되고, 일본의 전례를 따르지 말라는 법도 없는 것이다.

이 책에서는 약국과 약사의 미래를 위해서 20가지 제언을 하고 있다. 일본에서도 의약분업의 시행과 드럭스토어의 발전이 지역 약국의 일반 의약품 매출을 저해한다는 견해와, 대한민국의 H&B 스토어가 약국을 위협하는 것과 같은 비슷한 모양새가 있으며 일본의 편의점이 건강산업에 진출하여 업종의 경쟁이 아닌 업태의 경쟁으로 다가오고 있다고 소개한다.

저자는 약국의 번영을 위해서는, 약국의 현 실정에 대해서 파악하고, 약국이란 무엇을 제공하는 곳인지 다시 한 번 생각해보자고 제안한다. 이를 위해 차세대에 필요한 약국 상을 이미지화 하여야 한다고 역설하고 있다. 초고령사회에 필요한 약국 이미지와 약국만이 가능한 헬스케어서비스를 생각하며 명확한 약국 경영자의 비전이 필요하다는 것이다.

약사에 대한 이미지를 변화하기 위하여 그 구체적 모델을 제시한다. 세계표준 약사상 「The Seven-Star Pharmacist」 약사의 역할이다. ① 케어의 제공자(Care-giver), ② 의사결정자(Decision-maker), ③ 전달자(Communicator), ④ 지도자(Leader), ⑤ 관리자(Manager), ⑥ 생애학습자 (Life-long-learner), ⑦ 교육자(Teacher) 등 7개 역할이다. 여기에 한 가지 추가되어 요구되는 역할이 「연구자」 (Researcher)로서의 역할이다. 이로써 현재 약사에게 요구되는 역할은 8가지가 되었다. 이러한 역할에 충실한 약사로 자리 잡고 국민과 함께하는 약사가 되어야 하는 것이다.

현재 많은 약국에서 처방 조제 환자 서비스에 대한 오해는 스피드를 중시하여 대기시간 단축을 최대과제로 하고 있지만, 아무리 서둘러도 기다린다는 불만이 따르고 있다. 시간이 아닌 지식의 서비스가 필요하고, 약국의 발전을 위해서 마케팅감각을 몸에 익히는 것이 필요하며, 약국의 강점은 환자와의 친밀도에 있으므로 이를 기반으로 환자의 마음까지 헤아리는 것이 필요하다.

보험조제는 법률적인 계약이므로, 필요한 의문 사항을 조회하지 않거나 초보적인 실수도 문제가 되는 것이다. 우리는 「처방전조제=의약분업」이라는 '착각' 속에 살고 있는 것 같다. 「의약분업이란 무엇인가」를 다시 생각해봐야 한다. 약사의 모든 권한이 「조제」라는 오해를 버리고 약물치료에 대한 약사의 책임을 다시 생각해야 한다.

또한 약사란 무엇인가를 다시 생각해 보아야 한다. 약사는 조제만 하는 직업이 아니다. 미국약사가 존경 받는 이유는 약사들의 역할은 약물요법을 통하여 사람들의 생활의 질을 높이는 'Quality of Life'를 향상시키는 것이라는 생각이 강하기 때문이다. 이른바 파마슈티컬 케어의 실천을 통해 사회에 크게 공헌하겠다는 생각이 자리 잡고 있으며, 이러한 의식이 주위로부터 높은 평가를 받고, 또 오랜 기간 신뢰받는 직업 상위에 오르게 하는 주 원인이라 볼 수 있다는 것이다.

많은 약사들이 조제 행위에 매달리고 있지만, 조제실은 과연 약사에게 안전지대인지 묻고 싶다. 테크니션과 자동조제기계 활용에 대한 견해 차이도 있지만 현재 자동조제기의 사용은 일반적이며, 많은 나라들이 조금씩 차이는 있지만 약사를 보조하는 자격자를 인정하는 나라가 많고, 미국의 약국에서는 조제보조원 등으로 불리는 테크니션이 허용되고 있다.

결국 약사라는 직업에서 약사의 권한과 책임이 의약품의 판매와 조제를 주로 하지만, 형이상학적 책임(전문 지식)과 형이하학적 권한(행위)을 구분했을 때, 행위 보다는 전문 지식을 좀 더 중요하게 보고 있으며 이러한 지식을 기반으로 한 서비스가 약사와 약국의 입지를 다질 것으로 생각된다.

일본의 경우도 의약분업의 진행과 함께 일반의약품의 관심이 떨어지고 비중이 줄어들고 있다고 한다. 이는 의약품의 인터넷 판매에 대한 관심이 고조되고, 그 폐해는 일반의약품 뿐만이 아닌, 처방조제의 인터넷 판매까지 몰아가려는 의도가 있는 것으로 해석된다.

이러한 환경 속에서 약사에게 요구되는 능력은 정보 관리능력과 판단력을 요구하고 있으며, 그 중에 약력관리를 통한 환자에 대한 기여가 중요하고 이를 발판으로 리필 처방을 생각해야 할 시기가 도래하였다. 아울러 이미 처방된 약이 사용되지 못해 남은 약에 대한 관리와 의미를 생각하고, 중복 투여와 불필요한 약물의 사용을 줄이고 보험 재정에도 기여해야 하는 것이다.

약대 6년제가 시행되고 약학은 '사물을 통해서 인간을 보는 학문' 으로의 전환을 꾀하고 있다. 이러한 약학교육 6년제의 의미를 재확인하고 미래에 위기감을 갖는 약대생이 변혁의 원동력이 될 수 있으며, 건강장수사회와 약국 · 약사의 역할을 생각하고, 진정한 의약분업의 완성을 목표로 하여야 한다.

이 책에서 제시하는 이러한 내용이 우리 현실과 정확하게 같이하지는 않지만 어느 한 줄도 우리의 현실을 벗어난다 할 수 없을 정도로 비슷한 환경이 많이 보인다. 대한민국의 약사가 국민 속에서 자리 잡고 신뢰받는 직업 1위, 또 성공한 직업인으로 자리 잡기 위해서 깊이 생각해야할 내용이 기술되어 있다.

따라서 이 같은 현장에 있는 모든 약사와 약사회의 리더들이 숙독하고 미래를 모색해야 할 책이라 생각한다. 우리가 직접 경험하지 않고도 미래의 현상을 가늠해 볼 수 있는 좋은 정보로 짜임새 있게 구성되어 있기 때문이다.

끝으로 이 책이 우리나라의 약업계의 미래를 구상할 때, 약사의 미래 비전을 준비할 때, 또 개개인 약사와 약국의 미래를 고민할 때 늘 참고 할 수 있는 좋은 지침서로써 활용되길 바란다. 아울러 이 책의 번역과 감수에 함께 힘써주신 김동근 선생님과 이병각 선생님, 또 책의 기획과 준비를 해주신 조윤커뮤니케이션의 최몽순 대표님께 감사의 말씀을 드린다.

이 진 희

약학박사

대한약국협동조합 이사장

성균관대학교 약학대학 총동창회장

머리말

약사의 존재 이유

현재 일본의 최대 현안은 저출산 · 고령화 사회의 진행이다. 이에 대한 대응책 마련은 시급한 실정이다. 일본의 인구구조는 총인구가 감소하는 가운데 저출산 · 고령화가 진행되는 것이 특징으로, 생산 · 소비 등과 관련한 경제 및 사회 활력 저하가 우려되고 있다.

한편, 의료 · 복지 · 연금 등의 사회보장제도는 미래세대 거액의 부담을 주면서 운영되고 있어, 제도의 지속 가능성 및 세대간 평등성 면에서 커다란 문제를 안고 있다. 이에 따라 일본 정부는 사회보장제도를 재편하기 위한 다양한 정책 과제를 내놓고 있다.

2012년 12월 발족한 제2차 아베내각은 일본재부흥전략(2013년 6월 내각결정)을 수립하면서 「건강수명의 연장」을 전면에 내세웠다. 건강수명의 연장은 살아있기만 한 생명수명이 아닌 고령에도 건강한 사회생활을 영위할 수 있도록 예방에서부터 치료, 빠른 가정복귀에 이르는 적정한 케어사이클을 확립하자는 것이다. 이를 위해 「건강수명을 연장하는 산업 육성」「예방 · 건강관리를 추진할 수 있는 제도 만들기」「의료 · 노인요양정보의 전자화」「의료정보의 다른 활용과 번호제 도입」등의 정책목표를 설정하였다.

또, 2012년 민주 · 자민 · 공명 등 3당 합의에 기초한 「사회보장 · 세금 일체 개혁」에 따른 사회보장제도 개혁 국민회의 보고서(2013년 8월)에서는, 자조 · 공조(共助) · 공조(公助)의 최적 조합을 통해 현재 사회보장제도를 「1970년대 모델」에서 「2025년형 일본 모델」로 재편할 필요성이 있다고 강조하였다.

이 밖에도 「경제재정운영과 개혁의 기본방침 2014(주요 방침)」및 「규제개혁 실시 계획」등에서 건강 · 의약분야와 관련한 대담한 의견들이 제시되었다. 그야말로 커다란 톱니바퀴가 돌아가기 시작한 것이다.

이 같은 사회보장제도 개혁 그 중에서도 헬스케어 정책의 전환은 의료의 일익을 담당하는 약국 · 약사와 밀접한 관련을 맺고 있다. 약국 · 약사는 일본이 직면한 정책과제 어떻게 마주하게 될까? 정책과제를 마주하는 태도와 방식이 가까운 미래의 약국 · 약사의 존재의미를 결정한다고 해도 과언은 아니다.

최근 각 방면에서 「비용 대비 효과」를 문제 삼으며 의약분업을 비판하고, 약사 불필요론을 쏟아내고 있다. 이는 약국에서 실시되는 조제가 단순한 원내처방의 외주업무로 하락한 것은 아닌지, 약사가 단순한 조제머신으로 하락한 것은 아닌지에 대한 비판이다. 환자들에게 「약국은 처방전이 없으면 들어갈 수 없다」「약국은 조제를 하는 곳이다」라고 인식되는 것도 현실이다.

일찍이 의약분업은 「약사 100년의 숙원」으로 여겨졌지만, 분업 자체가 목적이 되어버린 점도 부정할 수는 없다. 또 「처방전 조제=의약분업」이라는 등식에 어떠한 의문도 품지 않고 지속해 온 면도 있다. 분업비판의 밑바닥에는 이러한 여러 가지 요인이 있다는 것을 인식해야 할 것이다.

분업률은 67%(2013년도)까지 진행되었지만, 뒤집어 생각해보면 처방전 발행 가능매수가 한계점에 가까워지고 있다는 해석도 가능하다. 외래를 규제하는 대형병원 등도 있어, 의료기관에 의존한 처방전 조제만으로는 약국을 꾸려갈 수 없는 사태가 예고되고 있다.

한편, 일본재흥전략 및 사회보장제도개혁 국민회의 보고서에서 볼 수 있듯이 초고령 사회는 약국 · 약사 업무에 대한 기대치가 높다. '비판과 기대'가 언뜻 모순되어 보이지만, 이는 약국 · 약사에게 자기변혁을 촉구하는 메시지이기도 하다. 즉, 현상유지에 그칠 것인지, 헬스케어 영역에서 확고한 존재감을 가질 수 있도록 자기개혁에 나설 것인지에 대한 질문이기도 하다.

현재로서는 약국 · 약사가 변화의 물결에 어떤 방향으로 대응해 나갈 것인지 짐작케 하는 움직임이 전혀 없다. 「당분간은 원외발행 처방전 조제로 운영해 나갈 수 있을 것이다」고 생각하는 약국 · 약사도 적지 않은 것 같다. 그런 자세라면 차세대 약국 · 약사의 입지는 매우 위험해 질 게 분명하다.

기업 활동이나 직업의 존재방식은 시대의 변천과 함께 변화해 간다. 변화에 대한 대응은 「니즈에 대한 대응」이며, 시대의 변화가 불러오는 니즈에 대응하지 못하는 직종(업종 · 업태)이 사라져가는 것은 역사적 필연이다.

차세대 약국 · 약사에게 요구되는 것은 외래환자를 기다리기만 하는 업무가 아니라, 재택의료, 재택노인요양, 일상의 건강관리, 질병예방 등 폭넓은 헬스케어에 대한 관여이다. 그 과정을 통해 리필처방전의 도입, 테크니션(조제보조)의 채용, 나아가 일본형 CDTM(공동약물치료관리)의 실천 등 약국기능 · 약사직능과 관련된 업무는 확대되어 갈 것이다.

이제 약국 · 약사는 기존의 이미지에서 벗어나 대담한 자기변혁을 통해 시대요청에 부응해야 하는 시기에 접어들었다. 이러한 시기에 「상태조망」이나 「현상유지」에 머무르는 것은 자기부정과 다름없으며, 결국 도태의 물결에 휩쓸리게 될 것이다.

이 책은 약국 · 약사의 현상을 직시하는 동시에, 일본이 직면하고 있는 사회보장제도개혁 특히 의료 · 노인요양의 분야에 초점을 두고 그 안에서 약국 · 약사가 담당해야 하는 역할에 대해 다루고 있다.

또 일상업무의 점검을 통해 약국 · 약사의 본래 모습 즉, 의약품의 공급 책임을 담당하는 약국과 의약품 관리자로서의 약사의 모습을 부각시킬 수 있는 방법을 20가지 제언이라는 형식으로 제시하였다. 어느 것 하나 하루 아침에 실현할 수 있는 과제는 아니지만, 성실한 노력이 쌓이면 약국 · 약사의 「보람」과 「가치」로 탄생하게 될 것이다.

정부가 제도개혁의 당면 목표로 잡고 있는 2025년까지는 이제 얼마 남지 않았다. 차세대에 약국 · 약사의 확고한 존재가치를 보여주기 위해서라도 이들 제언이 지금부터 행동변화로 이어질 수 있기를 기대해 본다.

후지타 미치오(藤田道男)

목 차

한국어판 서문 … 4

저자 머리글 … 9

Part 1 지금 약국 · 약사에게 어떤 일이 벌어지고 있나

1 아베노믹스와 사회보장제도 개혁

일본 부흥전략과 건강 · 의료전략 … 20

사회보장제도개혁 국민회의 보고 … 22

주요 방침, 규제개혁회의의 방향성 … 25

헬스케어 정책에 드러난 약국 · 약사에 대한 기대 … 27

2 분업 비판론의 본질

각계에서 제기되는 의약분업 비판 - 안채에서는 죽, 별채에서는 소고기 전골 … 29

관료의 문제제기 -공적자금으로 조달한다는 자각을 … 30

언론의 의약분업 비판 -배경은 의약분업에 대한 이해 부족 … 31

분업 비판론 대응책 있는가 -조제업무의 「가시화」 가 중요 … 32

조제의료비 상승에 대한 비판 - 조제수가 체계에 문제 제기 … 33

3 2014년도 개정, 어떻게 나타났는가

소비세 보전분을 제외하면 마이너스 개정 … 35

2,500회 이상 · 90% 이상의 약국에 조제기본료 특례 조치 - 특례대상은 전체의 3% … 36

대형 체인의 미타결 감산 회피 움직임 … 37

약수첩 거절하면 지도료 인하 - 약국에도 유명무실화 책임 있어 … 38

24시간 조제 · 재택업무 체제가 의미하는 것 - 지역 포괄케어 구축을 위한 기정노선 … 39

「지역 포괄진료료 · 가산」 의 의미 - 의약분업을 부정하는 「원칙 원내처방」 … 41

일본의사회 종합연구기구 원내투약 지원 언급 … 42

Part 2 약국의 본질은 무엇인가

1 약국의 기본은 무엇인가

보험조제를 왜곡하는 것은 무엇인가 - 선배들이 구축한 오늘날의 조제수가 … 44
문전약국 중심의 체제가 된 이유 - 법은 있으나 의약분업은 유명무실 … 45
의약분업 추진책으로 약국 신흥세력 대두 … 47
처방전 대응, 철학보다 방법론이 선행 … 49
조제특화로 잃어버린 약국기능 -약국 입장권이 되어 버린 처방전 … 51
일반의약품 취급하지 않는 "조제 중심 약국" … 52
드럭스토어의 대두가 일반의약품과 이별 조장 … 53
편의점이 건강산업에 진출 … 54
변화에 대응하지 못하면 사라질 뿐 … 57
약국은 다면적인 존재이다 … 58
바람직한 약국상은 이미 알고 있다 … 59
이상적인 커뮤니케이션을 목표로 하는 움직임도 … 60
〈제언 1〉 약국이란 무엇을 제공하는 곳인지 다시 한 번 생각해보자 … 62
〈제언 2〉 차세대에 필요한 약국상을 이미지화하자 … 65

2 환자서비스의 오해

스피드를 중시한 조제업무의 폐해 … 69
문전약국 · 맨투맨 약국의 폐해 - 약국은 어느 곳을 향하고 있는가 … 72
환자가 단골약국을 갖지 않는 이유 … 73
약국 약사는 「의료 담당자」로서 인식되고 있는가 … 76
〈제언 3〉 약사에 대한 이미지를 변화시켜 가자 … 78

3 보험의료와 조제 비지니스

1990년대 후반부터 시작된 조제의 "비지니스" 화 … 85
"조제약국" 의 탄생 그리고 체인화 … 85
주식회사의 보험조제에는 자기규제가 필요 … 86
의료제공시설과 주식회사 … 87
조제 포인트의 위험성 … 89

원래 약국에 「마케팅」은 존재하였는가 … 94
대형 체인과 지역약국의 발상이 같아도 되는 걸까 … 95
보험조제의 성장은 끝났다 … 97
약국의 입지 의존을 근본부터 흔드는 2가지 요인 … 98
개업의 세대교체도 진행되고 있다 … 99
〈제언 4〉 마케팅감각을 몸에 익히자 … 101
〈제언 5〉 처방전 조제 의존에서 탈피하자 … 103

4 개별지도 · 감사, 대조점검에서 드러난 의약분업의 실정
보험조제는 공법 상의 계약 … 105
필요한 의문조회를 하지 않거나 초보적인 실수도 … 106
대조점검을 통해 약사의 처방전 체크 능력도 검증한다 … 108
대조점검하면 확인 유무 훤히 보여 … 110

Part 3 약사의 기반은 무엇인가

1 「처방전조제=의약분업」 이라는 '착각'
「의약분업이란 무엇인가」 다시 생각해보자 … 114
약사의 전권사항 「조제」 에 대한 오해 … 119
고정관념을 타파해야 하는 이유 … 120
약물치료에 대한 약사의 책임 … 122
일본형 파마슈티컬케어란 … 124
대인업무와 대물업무 … 125
〈제언 6〉 다시 한 번 의약분업이란 무엇인지 생각해보자 … 127
〈제언 7〉 약사란 무엇인가를 재확인하자 … 129
〈제언 8〉 파마슈티컬케어를 실천하자 … 133
〈제언 9〉 새로운 조제순서를 이해하자 … 137

2 조제행위에 매달리는 일본의 약사
조제실은 안전지대인가 … 140
약사의 관여가 꼭 필요한 '리필처방전' … 141

테크니션, 조제머신 활용에 대한 견해 차이 … 144
테크니션 도입이 약사 불필요론으로 연결된다? … 146
테크니션으로 약사의 고용이 불안정해진다? … 147
약학적 지견에 기초한 지도란 무엇인가 … 148
〈제언 10〉 리필처방전의 가능성을 생각해보자 … 151
〈제언 11〉 약사법 제25조의 2가 개정된 의미를 생각해 보자 … 152

3 의문조회는 의약분업의 근간
안전 확보 · 적정 의료 실현에 꼭 필요 … 153
약학적 의의가 80% 이상 … 154
대형사고 일보직전의 의문조회도 13%나 … 156
의문조회의 태만은 약사의 과실 책임 … 158
〈제언 12〉 약사법 제25조의 2가 개정된 의미를 생각해 보자 … 159

4 의약분업의 진행과 함께 일반의약품의 경시가 시작되었다
일반의약품을 「상품」으로 경시하는 약사 … 162
코어커리큘럼에도 일반의약품의 기술은 희박 … 164
약사의 관여를 의무화한 (구)약사법 개정 … 166
의약품의 인터넷판매 논의는 약사의 존재의의를 묻는 것 … 167
높은 기준이 부과된 스위치OTC약 · 검사약 … 170
〈제언 13〉 의약품 인터넷판매가 무엇을 상징하는지 생각해보자 … 173
〈제언 14〉스위치OTC의 의미를 생각하자 … 176

5 약사에게 요구되는 정보관리능력과 판단력
약력작성이 조제수가 청구 때문이라는 오해 … 178
약수첩의 행방 … 180
잔약이 왜 발생하는가 … 182
〈제언 15〉 약수첩을 활용하자 … 183
〈제언 16〉 약력의 의미를 재확인하자 … 189

〈제언 17〉 잔약의 의미와 이유를 생각하자 … 191

6 「약사적」 견해

6년제 약학은 「사물을 통해서 인간을 보는 학문」 으로의 전환 … 194
수가 개정은 정책의도를 읽어내는 것이 중요하다 … 196
면허에 안주하는 약사 - 수요 많은 시장이 조장? … 198
미래에 위기감을 갖는 약학생이 변혁의 원동력 … 200
제너럴 리스트로서의 스킬업이 필요 … 201
〈제언 18〉 약학교육 6년제의 의미를 재확인하자 … 203
〈제언 19〉 건강 장수사회와 약국 · 약사의 역할을 생각하자 … 205
〈제언 20〉 진정한 의약분업의 완성을 목표하자 … 209

Part 1

지금 약국 · 약사에게
어떤 일이 벌어지고 있나

1 아베노믹스와 사회보장제도 개혁

일본 부흥전략과 건강 · 의료전략

1 전면에 내세운 「건강수명 연장」

일본의 사회보장제도는 고도성장기에 확립된 「1970년대 모델」로서, 인구구성 및 경제환경이 크게 변화한 오늘날에는 다양한 문제점이 드러나고 있다. 그중에서도 재정면에서 의료 · 개호 급여비가 급속하게 증가함에 따라 제도의 지속가능성이 위협받게 되었다. 사회보장급여비 전체는 2014년 115.2조엔(예산기준)에서 2025년에는 148.9조엔으로 팽창할 것으로 예상된다(그림 1-1).

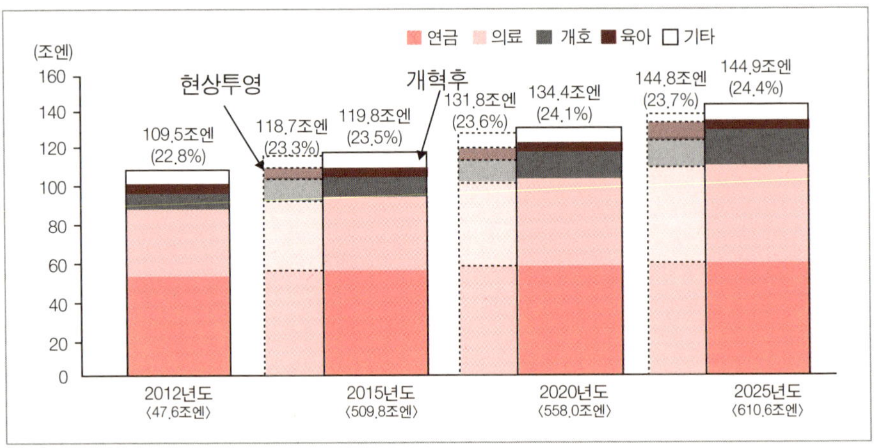

그림 1-1 사회보장비의 미래 추계(2012년 개정)

注1: '사회보장개혁의 구체적인 정책, 공정 및 비용 시산(試算)'을 기초로, 충실과 중점화 · 효율화의 효과를 반영하였다. (다만, 「II 의약개호 등 ② 보험자 기능 강화를 통한 의료 · 개호보험제도의 안전망 기능 강화 · 급여의 중점화, *역진성(逆進性) 대책」 및 「III 연금」의 효과는 반영하지 않았다.)

注2: 위 그래프에서 육아는 새롭게 실시될 시스템 등을 전제로, 보육소, 유치원, 연장보육, 지역육아 지원 거점, 일시 탁아, 아이를 위한 현금급여, 육아휴직급여, 출산수당, *사회적 양호(養護), 임부건강검진 등을 포함한 계수이다.

注 3:()는 GDP에서 차지하는 비율이며, 〈 〉는 GDP액이다.

* 사회적 양호:가정내에서 양육이 어려운 아동을 아동양호시설에 입소시켜 양육보호하며 자립을 지원하는 제도

이 때문에 정부는 사회보장제도를 재구축하기 위해 다양한 과제와 씨름하고 있다. 후쿠다 · 아소우 정권 당시의 사회보장국민회의는 초고령 사회를 맞이하는 2025년도에 필요한 의료 · 개호서비스체제를 확립하기 위해서 최종보고서(2008년 11월)에 청사진을 제시하였다. 이는 민주당 정권 시기에 민주 · 자민 · 공명 3당 합의(2012년 6월)를 통해 수립된 「사회보장 · 세금 일체 개혁」으로 이어졌다.

2012년 12월에 발족한 제2차 아베내각의 『일본부흥전략』(2013년 6월), 『건강 · 의료전략』(2013년 6월), 『사회보장제도개혁 국민회의 보고』(2013년 8월) 등도 이러한 일련의 흐름에 입각한 것이다.

2 건강정보 거점, 간호사 · 약사의 업무확대 등

일본부흥전략(표 1-1)은 아베노믹스의 3번째 화살로서, 머지않아 달성해야 하는 사회상, 성과지표, 라이프스타일을 설정하고 전략분야별 정책을 나타낸 로드맵이다. 기본적으로는 소위 「잃어버린 20년」이라는 장기불황을 타파하고 기업과 국민의 자신감을 되찾는 것에 주안점을 두고 있다.

여기에서 주목할 것은 일본이 저출산 · 고령화, 자원 · 에너지문제 등의 해결에 제일 먼저 나서지 않을 수 없는 「과제선진국」의 입장에 놓여 있다는 점과 세계적으로 앞서 과제를 해결함으로써 새로운 성장분야에서 일약 세계 일등으로 뛰어오를 수 있는 기회가 눈앞에 있다는 것을 명확히 한 점이다.

건강 · 의료산업과 관련해서는 「전략시장 창조 계획」 앞머리에 「국민의 건강수명 연장」을 강조하고, 예방부터 치료, 빠른 가정복귀에 이르는 적정한 케어사이클 확립을 목표로 하였다.

구체적으로는 일반의약품의 인터넷판매 허용 ,약국을 활용한 건강정보 거점 만들기, 의약정보의 다른 활용 추진과 *번호제도 도입 등 약국 · 약사와 밀접한 항목들이 제시되었다.

또 2014년 『일본부흥전략 개정판』(2014년 6월)에서는 「의료개호의 지속성과 질적 향상의 양립」 「건강증진 · 예방에 대한 인센티브 상향 조정」 「공적부담 축소와 공적보험 이외의 다양한 헬스케어 산업 창출」 등을 계획하였다. 또, 간호사 · 약사 등 의사 이외의 의료인의 역할 확대, 전자처방전, 지역포괄케어시스템의 추진, *스위치OTC 추진 등이 도마에 올랐다.

* 번호제도: 의료 및 개호서비스의 질을 높이고 효율화하기 위해 진찰 및 처방약 등 의료정보를 일원적으로 관리할 필요가 있다고 판단하고, 국민 개개인에 새로운 번호를 부여하는 제도
* 스위치 OTC :전문의약품의 일반의약품 전환

표 1-1 일본부흥전략(2013년 6월)과 同개정판(2014년 6월)의 개요

전략시장창조플랜 테마1: 국민의 건강수명 연장	
일본부흥전략(2013년 6월)	
① 효과적인 예방서비스, 건강관리	건강수명 연장 산업의 육성, 예방 · 건강관리를 위한 새로운 체제 만들기, 음식의 건강증진 기능 활용, 의료 · 개호 정보의 전자화, 의료정보의 다른 활용 추진과 번호제도 도입, 약국의 건강정보 거점화, OTC의약품의 인터넷판매, 헬스케어 포인트 부여
② 의료관련 산업의 활성화	의료분야 연구개발의 사령탑 기능, 선진의료 대폭 확대, 의약품 · 의료기구 개발, 재생의료 연구의 규제 · 제도 개혁, 혁신적인 연구개발 추진, 의약품 의료기구 종합기구(PMDA) 강화
③ 조기 사회복귀 체제	의료 · 개호서비스의 고도화, 생활지원 서비스 · 주거 제공 체제 강화, 지역포괄케어시스템의 구축
일본부흥전략 개정판(2014년 6월)	
① 효율적이고 질 높은 서비스제공 제체 확립	의료 · 개호 등을 일체 제공하는 비영리 지주회사형 법인제도 창설, 의료법인 제도에 관한 규제 재검토, 의료 품질 정보의 추가 공개, 개호서비스의 질 개선, 거주형 개호시설 대기자 해소, 대도시권의 고령화에 따른 의료 · 개호수요 대응, 간호사 · 약사 등 의사 이외 의료인의 역활 확대
② 공적보험 외 서비스산업 활성화	개인 · 보험자 · 경영자 등에게 건강 · 예방 인센티브 부여, 헬스케어산업의 시장환경 정비, 전문의약품에서 일반의약품으로 이행 촉진
③ 보험급여 대상범위 정리 · 검토	보험 외 병용요양비 제도 대폭 확대, 제네릭의약품의 적극적인 활용
④ 의료개호의 * ICT화	건강 · 의료분야에서 ICT화와 관계된 기반 정비, 전자처방전의 실현, 지역포괄케어와 관계된 다양한 주체의 정보공유 · 제휴 등 추진

*ICT :정보통신기술 Information and Communications Technology

사회보장제도개혁 국민회의 보고

1 의료 · 개호 공급체제 「병원완결형」에서 「지역완결형」으로

일본부흥전략은 일본경제부활을 위한 로드맵을 각 분야별로 작성하고 있다. 그 중에서도 저출산 · 고령화의 진행과 재정문제를 안고 있는 사회보장제도에 관해서는 「사회보장제도 개혁 국민회의 보고서」 (2013년 8월)를 통해서 새로운 체제 구축을 제시하고 있다(표 1–2, 3).

일본의 사회 · 경제는 현행 사회보장제도의 기본적인 틀이 만들어진 고도 경제 성장기 이후, 저출산 · 고령화의 진행, 경제의 장기 불황 등으로 커다란 변화가 생겼다. 이에 따라 「사회보장제도 개혁 국민회의」는 육아 및 고령기의 의료 · 개호의 불안, 고용의 불안정화, 빈부격차 확대 등 국민의 위험이 다양화되고 확대된 것에 대응하기 위해 사회보장 기능의 강화를 검토할 목적으로 내각에 설치되었다. 「사회보장제도 개혁 국민회의 보고서」는 향후 사회보장 제도를 개혁하는데 주요 기준이 되고 있기 때문에, 약국 · 약사도 많은 관심을 가질 필요가 있다.

보고서는 현행 사회보장제도를 전후 고도 성장기에 확립된 「1970년대 모델」에서 「2025년 모델」로 개혁해야 한다는 견해를 강하게 드러내고 있는 것이 특징이다. 사회보장제도를 「2025년 모델」로 재구축하기 위해서는 사회보장비의 안정적인 재원 확보는 물론 「세금 및 사회보험료의 부담 증가」 「급여의 중점화 · 효율화」 「세대간의 불평등 시정」 등이 요구되며, 「ICT의 활용 및 의료데이터의 정비 등 사회보장의 중점화 · 효율화로 연결되는 하드웨어적인 면과 이를 활용할 수 있는 인재육성 등 소프트웨어적인 면의 정비」가 필요하다고 언급하였다.

특히 의료제공체제는 「시설완결형」에서 「지역완결형」으로 전환이 필요하다고 지적하고, 의료기능의 분화 · 제휴를 통한 의료 · 개호 일체형의 지역포괄시스템 구축을 과제로 삼았다. 「지역완결형」 전환은 의료기관의 기능분화 · 중점화 · 효율화(일반병상과 요양병상의 구분 추진, 기능분화, 병원진료 제휴 · 지역의료 연계 등의 추진)의 일환이다. 그 중에서도 외래의료는 전문외래를 중시하며 안이한 진료 등을 줄이고 일반 외래는 중소병원, 진료소로 유도하는 것이 목적이다.

모두 약국 · 약사와 관련이 있는 항목들이지만, 특히 약국 · 약사는 대형병원의 외래 규제에 주목할 필요가 있다.

병원의 외래 규제에는 1996년부터 200상 이상의 병원에서 진료 받은 경우 초진료 이외에도 각 의료기관이 정한 특별요금을 추가 징수할 수 있는 특정요양비 제도가 도입되었다. 또, 2012년 진료수가 개정에서는 특정기능병원 및 지역의료지원병원에서 환자가 진료의뢰서 없이 진료를 받은 경우, 병원이 받는 초진료를 인하하고 그 만큼을 환자에게 징수하는 시스템이 도입되었고, 2014년 개정에서도 그 요건은 강화되었다. 이는 대형병원 인근에 있는 모든 문전약국에 큰 타격이 될 것이 분명하여, 약국 입지 전략을 서둘러 재검토해야 할 것으로 판단된다.

표 1-2 사회보장제도개혁 국민회의 보고의 개요

의료 · 개호분야의 개혁	
「병원완결형」에서 「지역완결형」으로	의료에서 개호로, 병원 · 시설에서 지역 · 가정으로, 진료수가 · 개호수가의 체계적 재검토
기능분화와 네트워크의 구축	빠른 가정복귀, 사회복귀를 촉진하는 지역의 병상 및 재택의료 · 재택개호를 충실화, 상급병원에서 하급병원까지 제공자간 네트워크화
프리엑세스(Freeaccess)의 보증과 게이트 키퍼(Gatekeeper)	국민의 의식개혁을 촉구하여, 「언제라도 좋아하는 의료기관에서」에서 「필요한 때에 필요한 의료」로 전환
건강의 유지 증진과 질병예방의 충실화	병상관련정보의 전자화 · 다른 활용, ICT를 활용한 처방전 등 데이터분석을 통한 가입자 건강 만들기, 질병예방 촉진 등
의료 · 개호서비스 제공체제 개혁	병상기능 보고제도의 도입과 지역의료 비전 책정, 지역자치단체의 역할 강화와 국민건강보험 보험자의 지역자치단체 이행, 의료법인제도 · 사회복지법인제도의 재검토, 지역포괄케어시스템의 구축
의료 방식	종합진료의(醫) 지원, 진료행위, 치료결과 및 결과 데이터의 축적 · 분석 · 활용, 처방전 등 데이터의 다른 활용
의료보험제도 개혁	국민 부담에 관련한 공평성 확보, 의료급여의 중점화 · 효율화, 병원의 외래진료 본인부담, 제네릭의약품 사용촉진
개호보험제도 개혁	범위의 적정화 등으로 개호서비스 효율화 및 중점화

* Free access의 보증과 Gatekeeper: 환자 본인의 판단으로 수시로 병원을 선택 이용하는 것을, 환자의 질병상태를 파악하여 병원을 선택하게 도와주는 의료로 전환

표 1-3 사회보장제도 개혁 프로그램(골자)

의료(2014~2017년도에 순차 실시)

- 자조, 공조(共助) 및 공조(公助)가 적절하게 조화를 이룰 수 있도록 유의
- 건강의 유지증진, 질병의 예방 및 조기발견 등을 적극적으로 촉진
- 70~74세의 본인부담률을 10%에서 20%로 변경
- 진료의뢰서 없는 대형병원 진료환자 정액(定額) 본인부담
- 고액요양비의 본인부담 한도액을 부담능력에 따라서 재검토
- 급여의 효율화 · 중점화
- 진료수가 · 개호수가는 「지역완결형」 서비스에 도움이 되도록 체계적 재검토를 진행
- 국민건강보험의 운영 주체를 시정촌(市町村)에서 도도부현으로 이행

개호(2015년도를 목표로 순차 실시)

- 경도의 「*요지원(要支援)」자를 서비스대상에서 분리
- 고소득자의 이용자 부담 인상
- 2015년도 개호수가 개정(개호급여분과회) - 마이너스 개정

의료제공체제(2017년도까지 순차 실시)

- 병원기능을 재편하고 재택의료 · 재택개호를 추진

*요지원(要支援)」자 : 의료개호 지원 서비스가 필요한 사람

2 조제편중에서 전환이 필요

게다가 보고서에는 「진료수가 · 개호보수와 관련, 『지역완결형』의 의료 · 개호서비스에 도움이 되도록 체계적 재검토를 진행해야 한다」「고령화에 동반하는 다양한 문제를 안고 있는 환자는 종합진료의를 통한 진료가 적절한 경우가 많기 때문에, 종합진료의를 양성하고 이를 홍보하는 것이 중요하다」「의료직종의 직무를 재검토하고 팀의료를 확립하는 것이 중요하다」는 등을 명기하였다.

요점은 「병원완결형 의료」에서 「지역완결형 의료」로 이행하기 위해서 대형병원의 진료를 억제하는 동시에 단골의사를 활용하고 지역의료 제휴를 촉진하여 지역포괄시스템을 추진하자는 것으로, 상급병원에서 하급병원까지 의료제공자간의 네트워크가 필요한 것도 이 때문이다.

이와 같은 전체적인 흐름을 볼 때, 약국도 외래환자를 기다리기만 하는 경영스타일에서 지역의료와 제휴를 기반으로 하는 약국으로 기능을 재구축해야 할 것으로 시사된다. 요약하면, 지금의 조제편중에서 재택의료 · 재택개호, 일반의약품을 중심으로 한 셀프메디케이션의 추진, 나아가 재택의료 · 개호 등에 관한 상담 기능, 생활습관병의 예방과 악화 방지 등 지역의 건강관리기능을 담당하는 약국으로 전환이 필요하다.

조제수가는 「지역완결형 의료」로 전환하기 위해 체계적으로 재검토해야 한다는 의견이 도마에 오르고 있고, 2014년도 개정에서도 '재택의료 · 재택개호'를 지향하는 노선이 더 선명해지고 분명해진 것은 틀림없다. 반면, 효과가 분명하지 않은 것에 대해서는 재편 등의 강경한 대응이 예상된다.

주요 방침, 규제개혁회의의 방향성

1 조제중심에서 복약관리중심으로, 리필처방전도 시야에

사회보장제도를 비롯한 헬스케어정책은 일본부흥전략 및 사회보장제도 개혁국민의회 보고 이외에도 다방면에서 논의되고 있다. 이번 장에서는 2014년 6월 내각에서 결정된 『경제재정운영과 개혁의 기본방침 2014』(주요 방침, 표 1-4)와 규제개혁회의 제2차 답변(2014년 6월)에 기초한 『규제개혁 실시계획』(2014년 6월 내각결정, 표 1-5)에서 관계항목들을 살펴본다.

주요 방침에서는 「조제기술료 · 약학관리료의 타당성 · 적정성 검증, 조제중심에서 복약관리 · 지도중심으로 전환을 검토」「리필제도 등에 대해서 검토」 등의 항목이 주목된다. 이는 조제수가 체계 전체를 의식한 것으로, 조제(調劑 · 調製)행위 등의 「대물업무」에서 복약관리 등의 「대인업무」를 중시하는 방식이며, 재택의료에 대한 관여를 포함한 체계적 검토를 시사하는 것으로 해석된다. 리필처방전은 2014년 진료수가 개정 논의에 등장하였고, 2016년 개정에서도 지속 심의가 되고 있는 등 내각에서 결정된 주요 방침에 포함된 것은 그 의의가 매우 크다.

표 1-4 **경제재정 운영과 개혁의 기본 방침 2014(2014년 6월 24일 내각결정)**

기본 방식	사회보장의 기능강화, 의료개호 지출의 효율화 · 적정화, 자조 · 자립의 환경 정비
의료 · 개호제공 체제	의료제공체제의 재편 및 재택의료 · 개호를 진행하는 지역포괄케어 추진
보험자 기능의 강화와 예방 · 건강관리 대응	처방전 · 건강검진 등의 데이터를 달리 활용한 제네릭의약품의 사용 촉진, 잦은 진료 억제, 생활습관병 조기치료 등을 통한 중증화 예방, 공적보험 이외 서비스 활용을 포함한 예방 · 건강관리 대응
개호수가 · 진료수가 등	의약품 및 의료기기 등의 보험적용을 평가할 때, 비용 대 효과의 관점을 도입, 의료제공자에게 양질 또는 효율적인 사업운영을 촉구하는 수가방식을 검토
약가 · 의약품	조제기술료 · 약학관리료의 타당성 · 적정성 검토, 조제중심에서 복약관리 · 지도중심으로 전환을 검토, 리필제도 등에 대해 검토, 약가의 적정화, 약가계산의 기초가 되는 시장 실거래가의 조기 형성 촉구, 스위치OTC의 추진, 제네릭의약품의 사용 촉진

표 1-5 **규제개혁실시계획-의료 노인요양 분야**

중점사항	구체적인 방책
새로운 보험 외 병용 제도 창설	'환자 신청 요양(가칭)' 의 창설, 법안의 제출
최적의 지역의료를 위한 의료제공체제 구축	의료계획, 개호보험사업지원계획, 의료비 적정화 계획의 제휴, 프라이머리케어 체제 구축
생활 현장에서 의료 · 개호 환경 충실화	재택의료를 주로 실시하는 진료소의 개설요건 명확화, 특별요양노인홈의 의료환경 개선, 재택의료에 대한 의료재료 · 위생재료 제공 제도화
의료용검사약에서 일반용 검사약으로 전환	전환에 대한 요망이 있는 49개 검사항목에 대해서 집중적으로 검토, 일반용 검사약의 판매 시에 약사 등에 의한 설명과 진료 권장
보험자 기능의 충실 · 강화를 위한 환경정비	진료수가 명세서 데이터를 분석할 수 있는 환경정비, 보험자가 모든 진료수가 명세서를 검토할 수 있도록 제도화, 의료수가청구서의 심사체제 강화
간호사의 '특정 행위' 정비	특정행위에 관한 연수프로그램 검토, 특정행위의 지침서 검토, 특정행위의 대상 검토

2 특정행위, 간호사에 이어 약사도 검토 단계

한편, 규제개혁 실시계획에서는 전문의약품의 일반의약품 스위치, 처방전 심사체제의 강화 등이 주목된다. 간호사의 「특정행위」 용인도 구체화 조짐을 보이고 있어, 약제업무에 대해 얼마만큼 관여하게 될지 관심이 모아지고 있다. 업무확대는 간호사에 이어 약사도 검토되는 단계로서, 논의를 기다리고 있다.

헬스케어 정책에 드러난 약국 · 약사에 대한 기대

1 사회보장제도의 지속가능성 검토

지금까지 일본부흥전략, 사회보장제도개혁 국민회의 보고, 주요 방침, 규제개혁 실시계획 등에서 사회보장제도개혁을 중심으로 한 헬스케어정책을 살펴보았다. 정부 및 전문가 회의의 공통점은 현행 사회보장제도를 유지할 경우 제도의 지속가능성은 기대할 수 없다고 인식하고 새로운 제도의 구축을 긴급 과제로 삼고 있다는 것이다.

게다가 급속한 고령화의 진행으로 더 이상 미룰 수도 없는 상황이다. 이러한 개혁의 물결은 약국 · 약사를 타깃으로 하고 있어, 이 사태에 대한 대응은 약국 · 약사의 존재의의와도 연관된 중요과제이다.

의료기능의 분화와 제휴, 지역포괄시스템의 구축, 제도운영의 효율화 등은 현행의 원외 처방전 조제를 중심으로 하는 약국업무에서 재택의료에 관여할 것을 요구하고 있다. 또, 조제수가 상에서도 비용 대비 효과의 검증을 포함한 업무내용의 심화가 요구된다.

2 「사회보험」과 「사회보험 외」의 조합

한편, 제도의 지속가능성을 추구하는 관점에서는 일상의 건강관리 및 질병의 발생 방지 등 「사회보험」과 「사회보험 외」의 조합을 통한 대응 강화가 강조된다. 해결 과제로는 보험자 기능의 강화, ICT를 활용한 처방전 등의 데이터분석을 통해 가입자 건강 만들기, 질병예방 촉진 등이 있는데, 약국 · 약사에게 기대되는 요소가 많은 것들이다.

그 일환으로 시작된 것이 2014년 후생노동성 예산에 포함된 「건강정보 거점으로서 약국」을 활용하는 사업이다. 이 예산은 2015년도 예산요구에도 포함되고 있으며, 이를 지렛대 삼아 약국기능을 활용할 방침이다.

미국에서는 항상 약사가 신뢰받는 직업 상위에 오른다. 이는 약사가 「언제든지」 「예약 없이」 「무료로」 헬스케어 상담에 응해주는 흔하지 않은 존재이기 때문이다. 그리고 약사는 지역주민에게 상담과 조언을 해주는 것에 자부심을 갖는다. 민간보험이 주가 되는 미국과 *개보험의 일본은 사정이 다르기는 하지만, 「건강수명 연장」을 위해서는 일상의 건강관리 및 질병 예방 및 악화 방지 등의 대처가 중요하다는 것은 누구나 다 아는 사실이다.

*개보험 : 노인요양보험

3 만연한 조제편중 의식의 개혁

문제는 약국이 5만6,000곳이나 될 정도로 많지만, 조제중심의 경영스타일을 갖고 있다는 점이다. 조제실을 제외하고는 상담 공간도 없고, 「처방전이 없으면 들어갈 수 없는 곳」으로 인식되고 있어, 일상의 건강관리 등을 상담하는 사람은 거의 전무하다. 또 약국에 상주하는 약사에게도 「우리 업무는 조제이고, 일반의 약품이나 서플리먼트(건강보조식품)는 모른다」 「우리들은 장사꾼이 아니다」라는 인식이 만연해 있다.

이러한 약국의 경영스타일, 약사의 의식을 개혁하는 것이 쉬운 일은 아니지만, 약국 본래의 기능을 감안해 보더라도 「조제전문」의 약국 존재는 서둘러 개선해야 할 필요성이 있다.

2 「분업 비판론」의 본질

각계에서 쏟아지는 의약분업 비판 – 안채에서는 죽, 별채에서는 소고기 전골

의약분업에 대한 각계의 비판이 이어지고 있다. 이러한 움직임은 2012년도 진료수가 개정전후로 분출하기 시작하여, 2014년도 개정에 압력이 된 것은 틀림없다. 분업비판론이 제기되는 내용에는 분명 잘못된 논조도 있지만, 이러한 비판이 나오는 것 자체가 정상적인 상태는 아니다. 지금까지 의약분업을 대하는 자세에 문제는 없었는지 관계자들은 진지하게 생각해볼 필요가 있다.

각계에서 쏟아지는 분업비판을 냉정하게 살펴보면 두 가지 흐름이 있다는 것을 알 수 있다. 하나는 계속 증가하는 약국조제의료비가 의료비 전체를 압박한다는 것이고, 다른 하나는 조제업무에 대한 약국의 태도에서 의약분업의 장점을 찾아볼 수 없다는 것이다.

전자는 일본의사회 등이 이전부터 비판해온 것으로, 요코쿠라 요시다케 회장은 취임회견에서 「의약분업으로 의료비가 얼마나 많이 증가했는가. 환자를 위한 것인지 검증이 필요하다」(2012년 4월 4일)고 발언한 바 있다. 또 일본의사회 종합정책연구기구의 「의약분업, 제네릭의약품(복제약) 사용촉진 등에 관한 * 워킹페이퍼」(2012년 10월)에서는 「더블체크를 통한 안전성 향상이 장점으로 꼽히고 있지만, 충분한 사례가 없다」「의료비 억제 효과, 환자에 대한 영향을 검증하고 필요에 따라서 재검토해야 한다」라고 지적하였다.

또, 2013년 9월 오사카에서 열린 제46회 일본약사회학술대회 특별강연에서 스즈키 쿠비히코 상임이사는 「의과, 치과의 의료비에 비해 조제의료비의 신장률이 높고, 시설당 의료비도 진료소보다 약국이 높다」는 것을 지적하면서, 「지금 진료소보다 약국의 매출이 많아, 안채(의사)에서는 죽을 홀짝이고 있는데 별채(약사)에서는 소고기전골을 먹고 있다」고 발언하여 화제가 된 것은 기억이 새롭다.

* 워킹페이퍼 :다른사람이 인용할수있는 문건

일본의사회 간부의 발언은 즉흥적인 발상이 아니라, 2013년 의사회 내에 설치된 약무대책실의 검토내용 및 일본의사회 종합연구기구의 워킹페이퍼 등의 논지를 인용한 사례가 대부분이다. 예를 들면, 2013년 7월에 발표된 워킹페이퍼 『원내처방 평가에 관한 연구–의약분업 시작부터 40년에 걸친 조제수가의 타당성에 대한 고찰』에서도 「국민의료비의 신장과 관련, 약국 조제의료비의 신장률이 높다」고 언급하며, 「조제수가의 타당성에 대해 검토가 필요하다」고 지적하였다. 「안채에서는 죽, 별채에서는 소고기전골」이라는 발언은 이러한 논리를 근거로 하고 있다.

이밖에도 일본병원회의 사카이 쯔네오 회장은 「조제의료비의 신장률 및 원내처방에 대한 환자의 만족도 등을 조사하고 논의할 필요가 있다」 (2012년 12월)고 발언하는 등 의료관계자들로부터 비판이 이어졌다.

관료의 문제제기
– 공적자금으로 조달한다는 자각을

의약분업을 비판하는 사람은 의료관계자들만이 아니다. 의약분업을 정책적으로 추진해온 후생노동성도 비판하고 있다는 사실에 주목하지 않을 수 없다. 예를 들면 후생노동성의 다케다 토시히코 사회보장담당 참사관실장(당시)은 2011년 11월 일본약국학회 학술총회 특별강연에서 「2010년도 조제의료비는 약6조엔. 그 중 기술료가 약1조5,000억엔을 차지한다. 의료비에 높은 점유율을 갖게 된 이상, 그에 따른 책임도 증가한다는 것을 인식하기 바란다. 보험료 및 세금의 형태로 국민에게 지금 이상의 부담을 지우기 위해서는 제도 자체의 효율화에 노력해야 한다는 것을 자각하기 바란다.」고 언급하였다. 다케다 씨의 발언은 「사회보장 · 세금의 일체 개혁」을 추진하는 후생성의 입장에서 공적자금으로 조달하는 의약분업과 그것을 담당하는 약국 · 약사의 존재를 근본적으로 되묻는 것으로 보인다.

이밖에도 후생성 관료는 「의약분업의 장점을 찾아볼 수 없다」 「약국에서는 (조제업무를)컨베이어 시스템처럼 작업하여 투약할 뿐이다」 등의 발언을 하기도 하였다. 휴일 · 야간 대응체제와 관련해서도 「약국 문에는 긴급연락처가 적혀 있음에도 불구하고 연락해도 대답이 없는 약국들뿐이었다」라는 경험을 이야기하는 후생관료도 있었다.

이러한 상황 때문에 후생성에는 약국 · 약사를 믿을 수 없다는 견해가 확산되어, 「이미 후생성에는 약국 편을 드는 관료가 없다」고 단언하는 사람도 있을 정도이다.

언론의 의약분업 비판
– 배경은 의약분업에 대한 이해 부족

한편, 언론계에서도 비판 논조가 이어지고 있다. 아사히신문의 칼럼 『경제기상대』 (2013년 1월31일 게재)에는 「조제약국 번창으로 의료보험제도 붕괴한다」는 논조의 조제약국 의료비에 대한 비판이 게재되었다. 의약분업이 의료비 상승의 원인이 되고 있다는 취지는 다른 의약분업 비판과 뜻을 같이 한다.

비판의 취지는 「"과량투약"을 줄이기 위해 원외처방의 기술료를 높이는 등의 우대조치를 실시한 결과, 바야흐로 분업률은 64%, 조제의료비는 약 6조5,000억엔까지 급상승하였다. 덕분에 조제약국은 모두 매출과 수입이 증가하였다. 요즘과 같은 디플레이션 시대에 이처럼 성장력 있는 직종을 찾아보기는 어렵다. 이는 틀림없는 "조제약국 거품"이며, 방치할 일이 아니다」, 「처방전대로 약을 봉투에 담는 조제기술료를 우선 적정화해야 한다. 『조제약국 번창으로 의료보험제도가 붕괴』하는 사태가 일어나지 않도록 신정권은 조속히 대책을 내놓아야 한다」는 것이다.

후지TV 계열의 정보프로그램 「토쿠다네!」에서도 의약분업 비판을 펼쳤다. 「같은 약을 병원에서 받지 않고 원외 약국에서 받으면 지불금액이 증가한다. 약국은 조제기술료가 들어간다는 것을 이유로 삼지만, 약제복용력 관리지도에 대한 설명을 멈추고 조금이라도 저렴하게 하는 것이 좋겠다」는 내용을 방송하였다. 또 「의약분업을 실시해도 약이 줄지 않는다, 과잉투여 사례가 끊이지 않는 원인은 약사의 처방전 의문조회가 거의 이루어지지 않기 때문이다」는 내용도 있었다.

당연히 일본약사회는 이러한 논조에 반론하였다. 아사히신문에 대해서는 「의약분업이 진행된 결과, 분업 상당분의 약제료가 조제수가로 옮겨졌고, 또 약제비 전체도 증가했기 때문에 조제수가가 급증한 것처럼 보이는 것이다」「약사 업무는 처방전대로 약을 담는 것만이 아니라 의사의 처방전 기재에 실수는 없는지 검사하고 환자가 스스로 구입하여 복용하고 있는 일반의약품, 서플리먼트 등과 상호작용에 문제가 없는지를 확인하며, 사고를 일으킬 수 있는 먹고 남은 약(잔약 殘藥)을 확인하는 일도 있다」「조제의료비만을 놓고 일방적으로 해석하여 독자를 잘못된 방향으로 리드하는 논리를 전개한 것에 대해 일본약사회로서 반론한다」고 반격하였다.

또 『토쿠다네!』에 대해서도 「약사의 직능을 충분히 이해하지 못하고, 일방적인 취재로 시청자에게 오해를 줄 수 있는 방송을 하였다」고 반격하며 강하게 항의하였다. 일본약사회는 「의약분업은 약사가 그 직능을 더 발휘하고, 약의 중복투여 및 상호작용의 방지 등 약의 적정사용과 환자의 안전 확보를 위해서 추진되어 온 것이다. 고령화의 진전 및 약물치료의 고도화가 진행된 오늘날, 적절한 정보제공과 관리는 중요성을 점점 더해가고 있다」고 반론하였다.

NHK의 정보프로그램 『사키토리』가 「약국 레볼류션」이란 제목으로, 약국이 고령화 사회에 대응하여 지역주민에게 다양한 지원을 하는 사례를 소개(2013년 8월)하는 등 호의적인 언론 보도도 있지만, 종합해 볼 때 환자 부담 차원에서 약국조제의료비의 상승 및 조제기술료를 비판하는 경우가 많은 것이 사실이다.

분업 비판론 대응책 있는가
– 조제업무의 「가시화」가 중요

앞서 말한 것과 같이 분업비판론에는 두 가지의 흐름이 있다. 하나는 약국조제의료비의 상승에 대한 비판이고, 다른 하나는 조제업무에 대한 이해부족에서 오는 비판이다. 두 가지의 공통점은 의약분업 시스템에 대한 비판이 아니라 조제수가 및 조제업무의 방식, 대응자세가 타깃이 된다는 점이다.

의사가 진단 · 처방을 하고, 약사가 조제하는 의약분업 시스템은 세계 표준으로, 각계의 분업 비판은 이를 정면으로 부정하는 것이 아니라는 점을 확실히 해둘 필요가 있다.

문제는 「조제업무가 눈에 보이지 않는다」는 것에서 생기는 오해를 어떻게 해소할 것인가이다. 또 약국측도 조제업무를 할 때, 「형식적 조제」에 그치는 경향은 없는지 반성이 필요하다. 이는 별개로 보이지만, 실제로는 그 뿌리를 같이하고 있다.

왜 조제업무가 눈에 보이지 않는가. 사실은 단순한 문제이다. 이는 환자가 처방전을 창구에 제출한 후, 어떤 정보도 없이 방치되기 때문이다. 환자 입장에서 보면 의료기관에서 기다리고 또 약국에서도 기다리게 되는 것이다. 의료기관에서 기다리는 것은 참을 수 있다고 해도 "단지 약을 받기 위해서" 기다리는 것은 참기 힘들다. 게다가 "약국에서 조제하면 비용이 올라간다"라는 생각도 있다.

약국에서도 기다리고 돈까지 더 지불해야 한다는 표면적인 사실에서 보면, 환자의 불만은 이해 못 할 것도 아니다. 매스컴의 의약분업 비판은 종종 이러한 단순한 이유가 배경이다. 처방전을 접수할 때 복약상황, 남은약의 유무, 제네릭의약품에 대한 사용 의향 확인 등의 '선확인'을 하고, 대략의 조제시간과 의문조회가 필요한 경우에는 그 이유 등을 미리 설명한다면 환자의 불만, 불안은 대체로 해소될 것이다.

조제의료비 상승에 대한 비판
– 조제수가 체계에 문제 제기

일본의 조제의료비가 상승하는 원인은 단순히 생각하면 원외 처방전이 증가한 만큼 의약품비와 기술료가 증가하기 때문이다. 그러나 일본의사회의 워킹페이퍼 등에서 원외 처방전의 발행증가 이외에도 원인이 있다는 주장은 무시할 수 없다. 이는 조제수가 방식 자체에 대한 문제제기이기 때문이다.

확실히 의약분업 이후 초기부터 발전기에 걸쳐, 의약분업을 확산시키기 위해서 다양한 시책을 시행하였다. 그 일환으로 조제수가에 다양한 배려를 한 것도 사실이다. 지불측(보험자 등)이나 의사회 등 진료측의 이해를 구하기 위해서 중앙사회보험의료협의회(이하 중의협)에서 약사위원은 조제료 및 약학관리료에 부가하는 형태로 점수를 신설하거나 각종 가산을 부가하는 노력을 해온 경위가 있다. 결과적으로 현재 조제수가는 상당히 복잡한 체계를 갖게 되었다.

이 때문에 일본의사회 종합연구기구의 워킹페이퍼에서는「조제수가의 타당성은 (중략)조제수가가 과거의 상황을 질질 끌면서 높게 유지된다면 그것은 재검토되어야 한다」고 지적하였다(2013년 7월『원외처방 평가에 관한 연구-의약분업 시작부터 약40년에 걸친 조제수가의 다탕성에 대한 고찰』).

의약분업의 초기 · 발전기와 처방전 수취율이 70% 가까이에 이르게 된 오늘날과는 의약분업을 둘러싼 환경이 크게 달라졌다. 일본약사회도 다시 한 번 조제수가 방식을 검토해야 할 시기에 이른 것은 아닐까.

3 2014년도 개정, 어떻게 나타났는가

소비세 보전분을 제외하면 마이너스 개정

2014년 진료수가 개정은 같은 해 4월부터 8% 인상된 소비세 증세에 따른 보전분이 더해져 본체부분 +0.73%, 약가 · 재료가격 –0.63%로, 전체적으로는 +0.1%로 결정되었다(표 1–6).

그러나 소비세 보전분은 소비세 증세에 따른 의료기관 및 약국의 지불증가를 상쇄하는 것으로, 통상 개정은 보전분을 제외하면 본체부분 +0.1%, 약가 · 재료가격 –1.36%로 전체적으로는 –1.26%가 되었다.

그중 조제수가는 각계의 분업비판론이 휘몰아치는 가운데 본체부분에서 +0.22%(그중 소비세 대응분 0.18%)를 확보하였고, 의과, 치과, 조제 배분비율도 기존대로 1:1.1:0.3을 유지하였다.

조제수가 개정의 재원은 약 200억엔이지만, 100억엔은 소비세 대응분이며, 약 80억엔이 조제기본료에 해당되고 나머지 20억엔은 *일포화(一包化) 가산, 무균제제 처리 가산 등에 충당된다.

2014년도 개정의 특징은 2025년을 목표로 의료제공체제의 재구축, 지역포괄케어시스템을 구축하기 위한 입원의료 · 외래의료 등 의료기관의 기능분화 · 강화와 제휴, 재택의료의 충실화 등의 방향성을 명확히 한 점이다. 이는 2013년 6월에 발표된 『일본부흥전략』 (2항 참조) 및 같은 해 8월 『사회보장제도 개혁 국민의회 보고』 (4항 참조) 등을 기초한 것이다. 이 같은 방향성은 진료수가 개정의 기본방침을 제시한 사회보장 심의회 의료보험부회 · 의료부회 보고에도 반영되었다.

『사회보장 심의회 의료보험부회 · 의료부회 보고』에서는 「초저출산 고령사회의 의료니즈에 맞춘 의료제공체제의 재구축, 지역포괄케어시스템의 구축은 즉

시 완성하는 것은 아니고, 2014년도 진료수가 개정 이후에도 질 높은 의료가 제공될 수 있도록 진료수가 체계를 검토해 나가는 것은 물론, 의료기관의 기능분화 · 강화와 제휴, 재택의료의 충실 등을 2025년까지 지속적으로 이어갈 필요가 있다」고 결론짓고, 2014년도 개정은 2025년을 향한 이정표라는 점을 명확히 하였다.

*일포화(一包化): 복용 시점이 다른 2 종류 이상의 내복용고형제 또는 1제라 하더라도 3종류 이상의 내복용 고형제가 처방되어 있을 때, 그 종류에 관계없이 복용 시점마다 일포로 환자에게 투여하는 것
처방약에 대해 복용의 편리성을 위해 여러 종류의 약을 함께 분포하는 행위
(*일본은 처방약에 대해 약품별로 조제하는 것이 일반적이어서 분포시에는 별도의 수가가 책정되어 있다)

표 1-6 2014년도 진료수가 개정 내용

전체 개정률 +0.10%	
진료수가(본체) +0.73%(+0.63%)	[약 3,000억엔(약 2,600억엔)]
의과 +0.82%(+0.71%)	[약 2,600억엔(약 2,200억엔)]
치과 +0.99%(+0.87%)	[약 300억엔(약 200억엔)]
조제 +0.22%(+0.18%)	[약 200억엔(약 100억엔)]
약가개정 ▲0.58%(+0.64%)	[▲약 2,400억엔(약 2,600억엔)]
재료가격개정 ▲0.05%(+0.09%)	[▲약 200억엔(약 400억엔)]
※( )는 소비세 인상에 따른 의료기관 등의 과세매입 비용증가 대응분	

(중의협 자료에서)

2,500회 이상 · 90% 이상의 약국에 조제기본료 특례 조치 – 특례대상은 전체의 3%

그런데 분업비판론은 조제수가 개정에 어떠한 영향을 주었을까. 분업비판론은 조제수가라는 "공적자금"을 통한 수익을 "영리추구" 목적으로 사용하고 있다는 위화감이 배경으로 작용한 것으로 보인다. 이 때문에 조제수가 개정에서는 대형 문전약국 및 대형 체인약국이 타깃이 되었다.

우선, 조제기본료에 월 처방전 수취 2,500회 이상, 특정의료기관 집중률 90% 이상의 약국에 특례조치가 내려졌다. 또, 조제기본료에 미타결(未妥結) 감산조치(減算措置)가 채용되었다.

2012년도 약국 한 곳당 처방전 대응매수는 월 약1,100장(후생성 보험국 조사)

으로, 특례 대상이 되는 2,500회 이상은 평균 약국의 거의 2배가 되는 규모의 약국으로 이해하면 좋을 것이다.

기존에 설정된 특례인 4,000회 이상에 해당하는 약국은 전체의 6% 정도라고 하는데, 새롭게 추가한 「2,500회 이상 · 특정의료기관 집중률 90% 이상」에 해당하는 약국은 3% 정도로 예상된다. 대상약국은 기준조제 가산도 산정할 수 없게 되었다. 다만, 「2,500회 이상 · 90% 이상」의 약국이라도 24시간 개국하는 약국은 「기준조제가산 1」은 산정할 수 있다.

대형 체인의 미타결 감산 회피 움직임

보험가 미계약 감산조치는 200상 이상의 병원과 약국을 대상으로 타결률이 낮은 시설의 기본료를 인하하겠다는 것으로, 해당 연도 4월~9월말까지 타결률이 50% 이하일 경우, 병원은 초진료, 외래진료료, 재진료, 약국은 조제기본료를 각각 인하하는 조치이다. 200상 이상의 병원과 약국은 9월말까지의 타결률을 10월 중에 지방 후생국에 의무적으로 신고해야 한다.

의약품 가격교섭은 해마다 난항을 겪고 있어, 개별품목별 가격이 아닌 총량을 일괄하여 거래액을 결정하는 「총가거래」나 납입가가 결정되지 않은 채로 납품하는 「미타결 가납입」 등의 관행이 이어져 왔다. 이 때문에 중의협에서는 예전부터 「약가조사에 지장을 초래한다」는 우려를 나타냈었다.

미타결 감산에 대한 후생노동성 조사에 따르면, 2014년 9월말 기준 타결률은 200상 이상의 병원이 93.9%(전년동월대비 43.7 포인트 증가), 20곳 이상의 지점을 가진 체인약국이 9.7%(동 44.8 포인트 증가)로 대폭 개선된 것을 볼 수 있어, 미타결 감산 규정이 일정정도 효과를 발휘한 것을 알 수 있다. 같은 해 6월 기준 타결률은 병원, 약국을 포함하여 24.0%로 예년과 같은 수준에 그쳤지만, 7월 이후~9월말까지의 기간 동안에 타결이 급속하게 이루어진 것을 알 수 있다.

쿠오루를 중심으로 한 대형 체인약국이 공동으로 경쟁입찰하는 등 타결을 서둘렀기 때문으로 보인다. 입찰제도에서 취급하는 의약품은 신약창출가산품목과 특허품(신약), 장기등재품 등 3개 부문이지만, 입찰에 참가하는 회사는 16개사로 연간 거래액 합계가 약1,500억엔에 달하는 등 그 영향은 적지 않다.

또, 2014년도 개정의 영향으로 약국의 매출상황은 대형 체인약국 중간결산을 기준으로 할 때 대체로 수익이 감소하였다(표 1-7). 이는 기준조제가산 요건의 강화, 제네릭의약품 조제가산의 산정 요건 인상, 약수첩이 없는 경우 약제복용력 관리 지도료 인하, 여기에 약가인하 등이 영향을 준 것으로 보이며, 지금보다 훨씬 엄격한 조제수가 개정이 단행되었다는 의미로 해석된다.

표 1-7 대형 약국의 중간결산(단위: 백만엔,(　)안은 전기대비 증감률)

기업	매출액	영업이익	경상이익	순이익
아인파마시즈	88,220 (6.3)	4,230(▲15.6)	4,451(▲13.8)	2,525(▲12.9)
일본조제	87,418 (9.1)	2,623 (12.2)	2,318 (13.1)	1,157 (21.8)
종합메디칼	51,742 (5.4)	1,546(▲12.0)	1,656 (5.9)	862 (▲9.2)
쿠오루	55,621(13.5)	1,551 (52.6)	1,570 (47.0)	678 (88.0)
MSN	35,911(18.0)	888 (26.4)	850 (27.5)	230(▲46.7)
아이세이약국	26,064(14.6)	1(▲99.6)	▲84 (-)	▲200 (-)

(2015년 3월기 중간경산 자료)

약수첩 거절하면 지도료 인하
–약국에도 유명무실화 책임 있어

2014년도 조제수가 개정에서 약제복용력 관리지도료(41점)에 약수첩을 교부하지 않는 경우에 대한 특례(34점) 조항이 신설되었다. 이에 따라, 「약수첩을 거절하면 약국에 지불하는 돈이 20엔 줄어든다」는 정보가 2014년 4월부터 SNS서비스 「트위터」 등을 통해 확산되었다. 이 정보를 입수한 환자들이 약수첩을 거절하는 사례가 생겼고, 많은 약국들이 당혹감을 감추지 못하는 동안 새롭게 약수첩의 유용성을 강조하는 움직임도 일어났다.

원래 약수첩은 처방전이나 일반의약품 등의 복용력을 기록하여 중복투여 및 상호작용 등을 방지하기 위한 것이다. 결과적으로 복약 및 적정사용에 대한 환자들의 의식이 높아져 길게 보면 의료비 경감에 도움이 된다. 동일본대지진 때 진료기록이 유실된 의료기관도 있었지만, 환자가 지참한 약수첩이 진료에 큰 도움이 된 사례도 있다.

그렇다면 왜 약제복용력 관리지도료에 「약수첩을 교부하지 않는 경우」라는 특례 조항을 신설한 것일까 의문을 가질 수 있겠지만, 가장 큰 요인은 "약수첩의 유명무실화" 때문일 것이다.

2014년도 개정 이전에, 일부 약국에서는 환자가 약수첩을 지참했는지 여부에 상관없이 아무런 설명도 하지 않고 스티커를 약봉투에 첨부하는 것만으로 지도료를 산정하여 비판의 대상이 된 적이 있다. 2014년 4월 이후에는 종이 한 장을 접어 겉장에 「약수첩」이라고 적기만 하는 "간이 약수첩"이 등장하여 물의를 빚었다.

스티커 첨부나 "간이 약수첩"의 활개는 약국 · 약사 스스로가 약수첩의 의의, 유용성을 인식하지 못하고, 「점수 산정」만을 위한 수단으로 이용했기 때문이라는 평가를 받기에 충분하였으며 후생성이 진료수가의 의의(疑義)해석을 통해 모두 「산정불가」로 처리한 것은 당연한 일이다.

이는 2009년 구(舊) 약사법개정 이후, 약국이 일반의약품을 판매할 때 법령을 준수하지 않은 부적절한 사례가 적지 않게 지적된 것과 맞물린다. 일부라고는 해도 준법정신이 결여된 약국 · 약사의 존재가 2014년 개정에서 특례를 신설토록 했다는 것을 깨달아야 할 것이다. 어찌되었든 의식 없는 약국 · 약사는 환자에게 선택받지 못한다는 것을 명심해야 할 것이다.

한편, 약수첩의 지참률을 높이는 조치도 활성화 되고 있다. 한 약사는 「환자가 한번 거절했더라도 정중하게 설명한 결과, 지참률이 높아졌다」고 말한다. 또 약수첩에 멋있는 커버를 씌우거나 캐릭터를 그리는 등의 독특한 시도를 하는 약국도 생겨났다.

동기야 어찌 되었던 간에, 진료 때마다 약수첩을 활용하게 되면 그 유용성에 대한 이해가 깊어져 결과적으로 의약품의 적정사용, 의료비 절감으로 연결될 것이다.

24시간 조제 · 재택업무 체제가 의미하는 것
–지역포괄케어 구축을 위한 기정노선

2014년도 개정에서 가장 영향을 많이 받은 것은 「기준조제 가산」의 요건 변경이다. 기준조제 가산의 요건에 「24시간 조제 · 재택업무 체제」가 새롭게 추가된 것이다. 이는 2013년 8월에 제출된 사회보장제도 개혁 국민의회 보고서와 사회보장심의회 의료보험부회 · 의료부회의 기본인식에 명기된 내용에 기초한 것이다. 두 부회의 기본인식은 「입원의료 · 외래의료를 포함한 의료기관의 기능분화 · 강화 및 제휴, 재택의료의 충실화 등을 통해 의료제공체제의 재구축, 지역포괄케어시스템을 구축해 나간다」는 것으로, 기정노선을 따르고 있다.

두 부회는 미래를 위한 과제로서 「초저출산 고령사회의 의료니즈에 맞춘 의료제공체제의 재구축, 지역포괄케어시스템의 구축은 즉시 완성하는 것은 아니고, 2014년도 진료수가 개정 이후에도 질 높은 의료가 제공될 수 있도록 진료수가 체계를 검토해 나가는 것은 물론, 의료기관의 기능분화 · 강화와 제휴, 재택의료의 충실 등을 2025년까지 지속적으로 이어갈 필요가 있다」고 결론지었다.

결국, 2014년도 개정은 사회보장제도 재구축의 당면 목표인 2025년을 향한 첫걸음이며, 이어질 2016년도 개정, 2018년도 개정에서도 답습될 것이 분명하다. 만약, 당혹감을 느끼는 약국이 있다면 상황인식에 어둡다고 밖에 할 수 없다.

기준조제가산 중, 「1」에는 「단독 또는 이웃 약국과 제휴를 통한 24시간 조제 및 재택업무체제」 「2」에는 「단독 24시간 조제 및 재택업무체제, 과거 재택업무실적」이 추가되었다.

후생성의 기준조제 가산 신고 상황에 따르면 신고약국은 해마다 증가하는 경향이 있는데, 2014년에는 「1」은 증가했지만, 「2」의 신고가 감소하여, 종합적으로는 약간 감소하였다. 「1」이 증가한 것은 이전부터 이웃 약국과 제휴해온 경우와 추가로 함께 일하는 약사에게 휴대전화 등을 주고 요청이 있을 때 서둘러 약국에 도착하는 체제를 만든 약국이 많아졌기 때문인 것 같다. 도쿄에 있는 약국에서는 약사에게 휴대전화를 주고 연락이 왔을 때, 15~30분 이내에 달려갈 수 있도록 교대를 변경한 곳들이 있다. 「2」가 감소한 것은 「단독 24시간 체제」가 극에 달한 때문인지, 신고수가 전국적으로 3,500시설에 그쳤다(표 1-8).

표 1-8 기준조제가산 신고 상황

	2011년	2012년	2013년	2014년
기준조제 가산1	21,858	21,540	22,517	26,404
기준조제 가산2	6,137	6,979	7,692	3,518
계	27,995	28,519	30,209	29,922

「단독체제」가 무리라면 이웃 약국과 제휴가 불가피한데, 이를 위해서는 지역 약사회의 주도적 역할이 필요하다. 가령 「24시간 · 재택업무체제」가 제대로 기능하지 않는다면, 약국에 의존하지 않는 지역포괄케어시스템이 추진되어 갈 우려가 있다. 약국에게는 의료제공시설로서 진가를 가리는 분수령이 될 것이다.

「지역포괄진료료 · 가산」의 의미 -의약분업을 부정하는 「원칙 원내처방」

2014년도 개정에서 주치의의 기능을 강화하기 위해서 의과 점수에 「지역포괄진료료」 (1,503점), 「지역포괄진료 가산」 (진료소만: 20점)이 신설되었다. 200상 이하의 병원과 진료소가 산정할 수 있다. 대상은 「고혈압」 「당뇨」 「고지혈증」 「치매」 등 4개 질병 중 2개 이상(의심 제외)의 질병을 가진 환자이며, 담당의사를 결정하고 환자지도 및 복약관리, 건강관리를 하게 된다.

여기에서 주목할 것은 「원칙 원내처방」이라는 점이다. 원외처방을 할 경우는 병원이 「24시간 개국하는 약국리스트를 환자에게 설명하고 환자가 약국을 선정한다」 해당 약국은- 「대상환자가 진료받은 의료기관을 모두 파악한 다음, 약제 복용력을 일원적(一元的) · 지속적으로 관리하고 투약기간 중 복약상황 등을 확인하여 적절한 지도를 하며, 대상환자의 복약에 관한 정보를 의료기관에 제공한다」 - 등을 만족해야 한다. 진료소의 경우는 「24시간 대응」하는 약국과 제휴가 요건이 되는데, 약국에게는 이 조건이 쉽지 않은 일이다.

지역포괄진료료 가산에는 두 가지 목적이 있다. 하나는 「2가지 이상의 만성질환을 가진 환자」를 대상으로 「지속적 또는 전인적인 의료행위를 한다」는 점이다. 여기서 전인적 의료란 「개호보험에 관계된 대응」 「요양상(療養上)의 지도(指導)」 「복약관리」 「건강관리」 「재택의료 제공 및 해당 환자에 대한 24시간 대응」 등을 일제히 제공하는 것을 의미한다.

주치의의 기능에서 볼 때, 복수 질환을 갖고 있는 환자에게 장기별로 다른 진료과에서 진료받게 하기 보다는 전인적 (全人的) 시점에서 진료하는 것이 바람직하다고 할 수 있다.

다른 하나는 의약분업의 원칙이 무시된 점으로, 문제는 여기에 있다. 「원칙 원내처방」으로 규정한 의도는 무엇일까? 지역포괄진료료 가산은 지역포괄케어시스템 구축을 위한 상징적인 점수인데, 여기에서 의약분업을 부정하는 것은 지역포괄케어시스템에서 "약국이 반드시 필요하지는 않다"라는 의사표시로도 읽힌다. 다시 한 번 말하지만, 의약분업을 부정하는 요건은 의사법 규정과도 모순된다.

일본의사회 종합연구기구 원내투약 지원 언급

약국조제의료비에 메스를 대려고 하는 일본의사회는 발 빠르게 이에 반응하였다. 2014년 12월 일본의사회종합연구기구가 발표한 워킹페이퍼 『2014년도 진료수가 개정에 관계된 진료소 조사결과 – 단골의사 기능과 재택의료를 중심으로』에서는 「이번 창설된 지역포괄진료료 및 가산은 원내처방을 원칙으로 하고 있다. 이를 감안하면 현재 원내처방을 하고 있는 진료소가 향후 원내처방을 지속할 수 있도록 하는 지원도 필요할 것으로 생각된다」고 기재하고 있다.

이에 대해 일본의사회의 임원도 기자회견을 통해 「조제의료비가 계속 증가하고 있다. 환자의 시점으로 돌아가서 올바른 의약분업 방식을 논의할 필요가 있다」 「지역포괄진료료 및 지역포괄진료 가산을 검증한 후에 필요하다면 원내처방으로 되돌리는 것도 검토해야 한다」고 언급하는 등 계속하여 분업에 대한 문제제기를 하고 있다.

지역후생국에 지역포괄진료료 가산을 신고한 시설은 진료소 6,415곳, 병원 8곳에 그쳤다(2014년 6월 기준). 원외처방으로 전환한 시설은 원내처방으로 쉽게 되돌릴 수 없는 사정도 있을 수 있다. 하지만 일본의사회가 본격적으로 원내처방에 대한 지원을 강화하게 되면 상황은 예측하기 어려워질 것이다.

Part 2

약국의 본질은 무엇인가

1 약국의 기본은 무엇인가

보험조제를 왜곡하는 것은 무엇인가
– 선배들이 구축한 오늘날의 조제수가

일본에서 2013년도의 처방전 발행 매수는 7억6,000만장, 분업률은 67%에 달하였다. 수적으로는 의약분업이 완전히 정착한 느낌을 주지만, 의료관계자 및 환자들의 본질적인 이해를 얻었다고 하기에는 어려운 것이 사실이다.

약국측도 「점수 위주」의 조제업무를 우선한 나머지, 조제수가에 담긴 의미를 이해하지 못한 채 컨베이어 시스템처럼 일하는 경향을 보인다.

이러한 안이한 태도가 분업비판론의 원인제공이 되고, 진료수가 · 조제수가 점수에도 그 영향이 파급된다는 것을 명심해야 한다.

표 2-1 조제업무의 변천

제1세대	제2세대	제3세대	제4세대	제5세대
조제 용법지시	처방내용 확인 조제 용법지시 의 · 약 제휴	환자인터뷰 처방내용 확인 조제 용법지시 복약지도 약력관리 의 · 약 제휴	환자인터뷰 처방내용 확인 처방의도 해석 조제 용법지시 복약지도 약제정보 제공 약력관리/활용 리스크매니지먼트 환자복약정보 제공 의 · 약 제휴 약 · 약 제휴	환자인터뷰 카운슬링 처방내용 확인 처방의도 해석 조제 용법지시 제네릭의약품 조제 재택환자약 조제 복약지도 약제정보 제공 약력관리/활용 모니터링 리스크매니지먼트 환자복약정보 제공 의 · 약 제휴 약 · 약 제휴 타직종과 제휴 컨설테이션

(일본약사회「약사의 미래 비전」, 2013년)

분업시작된 해(1974년)로부터 40년이 지난 지금, 대부분 약국약사들은 의료기관에서 처방전이 오는 것을 당연하게 생각하고, 업무수행의 목적이 조제수가 점수와 처방전매수로 향하는 경향이 있다.

표 2-1에 조제업무의 변천사를 정리하였다. 표는 조제업무가 심화되고 있다는 것과 분업 이후에는 조제업무가 조제수가 점수와 연결되고 있는 것을 보여준다.

예를 들면, 현행의* 「약학관리료.」는 「특별게제기술료」라는 명칭으로 1983년에 처음 등장하였다. 그 당시에는 「투약특별지도료」 (현재는 폐지)가 유일한 점수였다. 「특별게제기술료」가 「지도관리료」로 명칭이 변경되고 약사의 약학적 관리가 인정된 것이 1996년이며, 현재의 「약학관리료」로 변경된 것은 2006년부터이다.

조제업무에서 상식으로 통하는 「약제복용력 관리지도료」도, 분업이 시작되고 12년이 지난 1986년에 처음으로 점수화된 것이다.

현재의 조제수가 체계에는 몇 가지 문제점이 지적되긴 하지만, 지금에 이르기까지의 과정은 분업추진과 약사 직능에 대한 적정평가를 요구해온 선배들의 끊임없는 노력의 결과이며, 처음부터 주어진 점수가 아니라는 것을 인식해야 한다.

* 약학관리료-일본의 조제수가 체계는 조제기술료, 약학관리료, 약제료 3분류 체계하에 제네릭의약품(후발의약품)의 사용촉진의 가산, 약수첩 활용을 통한 약제복용력 관리지도료의 가산, 개업시간외 조제한 경우에 가산, 마약을 조제한 경우에 가산, 재택환자를 위한 약제관리 지도료와 장기투약 정보제공료등 약사의 다양한 조제서비스 행위가 조제수가로 산정되어 보상된다

문전 약국 중심의 체제가 된 이유 – 법은 있으나 의약분업은 유명무실

1 일본의 근대의료는 '의약분업제'

"문전약국"이나 "맨투맨약국"(특정 의료기관의 처방전 수용을 목적으로 한 약국)이 처방전 수혜자가 되고 있는 것은 일본적인 특징이다. 본연의 방식에서 보면 지극히 변칙적이라고 할 수 있는 현상인데, 어찌 보면 문전약국이나 맨투맨약국이 현재의 분업을 견인해 왔다고도 할 수 있다. 다만, 오늘날에 이르기까지 변칙적인 상황이 해소되지 않고 여전히 주요한 수혜자가 되고 있는 것이 오늘날의 분업비판론으로 연결되었다는 것은 부정할 수 없다.

주지한 바와 같이 일본에 의약분업의 개념이 들어온 것은 메이지유신 이후이다. 정부는 1874년(메이지 7년)에 독일의 의료제도를 모방하여 현재의 의료법, 의사법의 원형이라고도 할 수 있는 『의제(醫制)』를 제정하였다. 이것이 근대 의료법제의 시작이다.

주목할 것은 의제의 제41항에「의사인 자는 스스로 약을 파는 것을 금지하며, 의사는 처방전을 환자의 집에 주고, 해당하는 진찰료를 받는다」는 조문이 담겨있다는 점이다. 이때부터 일본에 처음으로 의약분업의 개념이 도입된 것이다.

또, 1889년(메이지22년)에는『약품영업 및 약품취급 규칙』약률 (藥律)이 공포되었고,「약포」(약국),「약포주」(약사)에 대한 정의도 내려졌다.

의제발포(發布)이후 의약분업이 제도 상으로는 확립되었지만, 의사들이 맹렬히 반대한 결과, 약률의 부칙으로 의사의 자기조제가 인정되어 의약분업제도는 유명무실화되었고 1974년 분업전까지 흐지부지 이어졌다.

2 실질적인 의약분업 시작

일본에서 사실 상의 의약분업이 시작된 것은 1974년이다. 그 전 해인 1973년에 당시의 타케미 타로우(武見太郎) 일본의사회 회장과 이시다테 모리조우 (石館守三) 일본약사회 회장의 회담이 이루어졌고, 이 회담에서 의약분업 추진에 대해 의사회와 약사회가 협력할 것에 합의하였다. 그리고 다음해 10월 *중앙사회보험의료협의회가 처방전료를 단번에 5배인 50점으로 인상한다는 답신을 보내면서, 의약분업 추진을 향한 커다란 발걸음이 시작된 것이다.

일본의사회가 의약분업의 단행을 결심한 것은「약가 차익에 의존하는 의료기관의 체질을 개선하고, 기술 중심의 진료수가 체계로 변경하겠다」는 것이 커다란 동기였다. 당시는 의약품 납품 시 대폭적인 인하, *할증이 공공연히 행해졌고, 약가 차익이 의료기관의 주요한 경영자원으로 자리 잡아 "대량 투약 의료"라고 야유를 받던 시대였다.

*후생성(당시)도 일본의사회의 결단을 환영하며, 적극적으로 의약분업 추진책을 마련하였다.「의약분업 지도자 강습회비」「의약분업모델 지구 사업비」「처방전 발행 국립병원모델 사업비」등의 보조사업을 매년 실시하였다.

문제는 '처방전 수용처 만들기'였다. 당시는 「의사는 약을 팔고, 약국은 잡화를 판다」고 야유 받았던 것처럼 기존 약국의 대부분이 일반의약품, 화장품, 잡화 등의 판매로 생계를 꾸려갔다. 당연히, 전문의약품의 비축은 고사하고 지식도 없었다. 따라서 각지에 비축센터 및 약사회가 운영하는 약국을 설치하여 처방전을 수용할 수 있는 체제를 지원하는 동시에, 약국약사는 처방전 판독 및 조제업무 강습 등을 통해 처방전 수용 준비에 힘썼다. 분업이 시행된 1974년 처방전 발행률(분업률)이 겨우 0.6%이었다는 것에서 알 수 있듯이, 당시는 문자 그대로 황무지에서 시작된 셈이다.

*중앙사회보험의료협의회-후생노동대신의 자문기관
*후생성(당시)-우리나라 보건복지부
*할증-의약품을 구입하면 같은 약이 덤으로 더 많이 주는 것

의약분업 추진책으로 약국 신흥세력 대두

일본약사회를 중심으로 전국에서 수용체제를 정비해가던 시기에, 그 틈을 타고 의료기관 인근에 약국을 연달아 개설하는 움직임이 활발해졌다. 약국개설하는 자의 대부분은 기존의 약국경영자가 아닌 제약회사의 영업담당(MR) 출신이었고 거래처였던 의사와의 인맥을 활용하여 독립한 경우이다. 현재의 대형 체인약국 대부분은 분업 이후인 1980~1990년에 창업한 신흥세력이다.

이 과정에서 의료기관이 외부에 직영약국을 설치하는 이른바, "제2 약국"이나 처방전 발행처와 경제적 · 기능적 · 구조적으로 연결된 비정상적인 형태의 약국이 나타났고, 처방전 발행에 대한 보답으로 약국이 의료기관에 처방전 매수에 따라 리베이트를 지불하는 사례도 생겨났다.

이 때문에 당시의 후생성은 1982년 약국의 독립성을 담보하는 통지 (『조제약국의 취급에 대해서』약무국 기획과장 · 보험국 의료과장 연락 통지, 표2-2)를 발표하며 개선을 촉구하는 한편, 리베이트제공 등에 대해서는 일정 기간의 영업정지 등의 조치를 취하였다.

또, 1993년에는 『약국업무 운영 가이드라인』(후생성 약무과장 통지, 표2-3)을 통해, 약국의 역할이나 존재를 명확히 규정하는 등 정상화 방안을 발표하였다. 이 같은 변천에도 의약분업률은 착실히 높아져 오늘날 70%를 육박하게 되었다.

표 2-2 조제약국의 취급에 대하여(1982년 5월 27일, 藥發 제506호 · 保發 제34호)

조제약국은 최근 의료기관으로부터의 독립성 등에 있어, 여러 가지 문제 사례가 보이기 때문에 그 설치, 운영의 적정성을 확보하기 위하여, 이번에 다음과 같은 유의사항을 정하였으므로, 그 취급에 유감이 없기를 바란다.

기 록

1. 조제약국의 적격성

조제약국의 존재는 구조적, 기능적, 경제적으로 의료기관으로부터 독립을 기본으로 해야 한다는 것은 이미 1994년 1월 24일 *약발(藥發) 제37호 약무국장 통지를 통해 주지한 바 있다. 이는 특히 보험조제를 담당하는 보험약국에 요청되는 사항이다.

이러한 관점에서 종합적으로 판단할 때, 의료기관에 종속되어 의료기관의 조제실처럼 보이는 곳은 보험약국으로서 적격성이 결여된 것으로 본다.

2. 보험약국 지정에 대한 지도 등

1의 취지에서 조제약국으로서 적격성에 문제가 있다고 생각되는 약국의 처리는 이하에 따르는 것으로 한다.

(1) 종합적으로 판단하여, 의료기관과 동일한 건물 또는 동일한 부지에 의료기관의 조제실처럼 보이는 조제약국이 있을 경우, 보험약국으로 지정하지 않을 것 등의 조치를 하고자 한다.

(2) 기존의 약국 중에 (1)에 해당하는 곳에 대해서는 철저히 지도하는 동시에, 이에 따르지 않는 경우에는 보험약국지정 허가를 갱신하지 않을 것을 포함하여 엄정한 조치를 강구하고자 한다.

(3) (1) 및 (2)에 반드시 해당하지는 않지만 조제약국으로서 적격성에 문제가 있다고 판단되는 곳에 대해서는 보험약국의 지정 또는 갱신 시, 필요한 개선 등의 지도를 철저히 하고자 한다.

(4) 약사법에 기초한 약국 개설의 허가 및 갱신 등에서도 (1)부터 (3)까지의 처리에 입각하여, 필요한 개선 등의 지도를 철저히 하고자 한다.

3 보험약국에 대한 지도감사

보험약국으로서 적격성에 문제가 있다고 생각되는 약국은 그 지도를 강화하고, 아울러 해당 보험약국과 관계된 보험의료기관도 지도하고자 한다. 또, 지도한 결과, 해당 보험의료기관이 특정 약국의 이용을 환자에게 강요한 등의 사실이 판명된 경우에는 신속하게 개선시키고자 한다. 동시에, 환자 또는 실제로 그 간호를 하고 있는 자에게 처방전이 교부되지 않는 등 진료내용 및 진료수가, 조제수가 청구 등에 부정 또는 부당한 사실이 판명된 경우에는 감사를 실시한 후 엄중한 조치를 하고자 한다.

4 관계부국(関係部局)과 제휴 강화 등

1에서 3까지의 취지에 입각하여, 조제약국에 대한 취급의 적정성을 기하기 위해서, 각 도도부현-[都道府県]에서 약국개설의 허가 또는 갱신, 보험약국의 지정 또는 갱신, 약사법에 기초한 약사 감시, 보험조제에 대한 지도 감사 등을 할 때, 관계부국 간에 충분한 제휴를 도모하고자 한다. 이를 위해, 예를 들면 관계부국간 상호 원활한 정보전달을 위한 연락협의회의 설치, *위생부(국) 관계기술직원의 *민생부(국) 관계부서 업무 겸임 등 본 통지의 취지가 실제로 실효성을 가질 수 있는 조치를 검토하고자 한다.

아울러 각 도도부현은 본 통지의 취지가 원활하게 실시될 수 있도록 각 도도부현의 의사회, 치과의사회 및 약사회와 긴밀한 연락을 취하고자 한다.

*약발-일본 약사국(薬事局)의 문서

*위생부(국)-우리나라 보건복지부

*민생부(국)-일본 도도부현에 있는 사회복지관계부국중 하나

표 2-3 **약국업무 운영가이드라인에 대해서(1993년 4월 30일, 약발(藥發) 제408호)**

이번에 별지와 같이「약국업무운영 가이드라인」을 정하였고, 그 취지, 운용 상의 유의사항 등은 다음과 같으므로 숙지한 후에 그 운용에 유감이 없도록 배려하기 바란다.

기 록

1 취지

기존의 약국은 주로 의약품 공급을 통해서 국민의 보건위생 향상에 기여하여 왔다. 약국에 관한 법제도 및 행정운영도 이와 같은 의약품 공급업의 측면에 주목하여 실시되어 왔다

고령화의 진행, 국민의 의식변화, 의료보험제도의 개혁 등을 감안하면, 향후 약국은 조제, 의약품 공급 등을 통하여 국민에게 양질 또는 적절한 의료를 공급하고, 지역보건의료에 공헌할 필요가 있다. 이를 위해서는 약국약사의 자각과 행동을 촉구하여 환자 본위의 질 높은 의약분업을 추진하는 동시에, 의약품 공급처 · 상담처로서 지역주민에게 신뢰받는「단골약국」을 육성할 필요가 있다.

약국에 관한 법제도 및 행정운영도 이와 같이 약국의 역할과 위치를 명확히 규정한 후에, 지역보건의료에 공헌을 촉구하는 방향으로 검토가 진행되어야 할 것이다.

이상과 같은 문제인식 하에, 약국 스스로가 자주적으로 달성해야 하는 목표인 동시에 약국에 대한 행정지도 지침으로서, 이번에 약국업무 운영의 기본적 사항에 대한「약국업무 운영 가이드라인」(이하,「가이드라인」이라고 한다)을 정하였다.

2 운용 상의 유의사항

(1) 가이드라인은 이미 법령상 규정된 것을 제외하고 약국에 대한 행정지도 지침으로서 실시하는 것이기 때문에, 상대편에 대한 설명과 합의를 통해 가이드라인의 취지, 목적을 달성하도록 노력하기 바란다.

(2) 약국의 업무운영 내용은 의약분업의 진척상황 등이 지역의 실정에 따라 다르기 때문에 지역의 실정에 맞게 지도하기 바란다. 동일한 지역이라도 지역의 실정에 따라 취급방법을 모색하기 바란다.

(3) 초기에는 가이드라인의 취지, 내용 등에 대해서 여러 가지 기회를 통해 주지시켜 약국의 자주적인 개선을 촉구하며, 그 다음에는 서서히 지도를 강화하는 등 단계적, 점진적인 방법으로 실시하기 바란다.

(4) 가이드라인의 운용상황에 대해서 적절한 보고를 하기 바란다.

처방전 대응, 철학보다 방법론이 선행

1 처방전 수용처 만들기가 최우선

분업 이후 처방전 수용은 이와 같이 신흥세력인 문전약국이나 맨투맨 약국을 중심으로 진행되었다. 문전약국이나 맨투맨 약국은 의료기관의 처방 경향을 파악하기도 쉽기 때문에 효율적인 재고관리가 가능하고, 환자도「가깝고 편리하다」고 생각하는 풍조가 있었다. 지역의 기존 약국은 처방전 수용체제를 갖추어도 문전약국에 막혀, 처방전이 들어오지 않는 상황이었다. 그 중에는 *운영약국(会営薬局)이 문전에서 처방전을 대부분을 흡수하는 어처구니 없는 현상도 나왔다

분업 이후의 경위를 되짚어 보면, 의약분업으로 전환되는 시기가 갑자기 찾

아왔기 때문에 수용체제 정비에 급급했던 것은 부정할 수 없다. 조제업무도 표 2-1의 조제업무 변천에서 살펴본 것과 같이 의약분업 초기에는 손으로 쓴 처방전을 판독하여 처방대로 실수 없이 조제하는 일에 급급하였다. 또, 약국은 일반의약품도 취급하는 형태가 아니라 "조제약국"을 우월하게 생각하고 일반의약품을 취급하는 약국을 한 단계 밑으로 보는 경향조차 있었다.

분업초기부터 "문전약국"을 부정하고, 지역 약국에서 처방전을 수용토록 해온 것은 나가노현 · 우에다 지구밖에 없었다고 해도 좋을 상황으로, 대부분은 국가의 의약분업추진책이라는 시류를 타고, 빠짐없이 "조제약국" 개설에 나섰던 것이다. 오늘 날에도 「○○조제약국」이라는 상호가 많은 것은 그 당시의 자취 때문이다. 다만, 「조제약국」이라는 명칭을 하고 있는 약국 중에는 약국 본래의 목적을 이해하고, 그 모습을 개선해 온 약국도 있다

*운영약국-약사회에서 회원을 지원하기 위해서 운영하는 약국

2 처방전 개척으로 급성장한 체인약국

현재의 대형 체인약국은 이 시기에 적극적으로 의료기관에 처방전 발행을 촉구하는 등 "처방전 개척"에 노력하여, 기업규모를 확대하고 「조제 비지니스」로서 성공한 사례이다.

의료기관과의 인맥을 통해 의료기관 문전에 개설한 약국은 처방전을 독점적으로 받을 수 있는 장점이 있다.

물론, 이것은 표면적인 장점이며, 문전이라는 입지는 환자에게 주는 단순한 편리성에 불과하다. 처방전 수용처 만들기는 한편으로 새로운 비즈니스 기회이고 그것이 현재의 의약분업을 견인했다고 해도 과언은 아니지만, 오늘날에 이르기까지 궤도수정이 이루어지지 않은 것은 매우 안타까운 일이다.

3 의약품 유통개선으로 처방전 발행 급신장

처방전 발행매수가 급속하게 신장한 것은 1990~2000년이다. 대형 체인약국이 업무내용을 확대하고 오늘날의 기초를 세운 시기이기도 하지만, 이 시기에 의약품 거래의 유통개선도 시행되었다. 즉 제1차 유통개선이라고 부르는 「신분

할가격제 (新仕切価格制)」도입과, 벌크라인방식에서 가중평균치 일정 가격폭 방식으로 개선된 약가산정 방식의 변화이다. 이에 따라 의료기관에는 약가 차익에 의한 이득이 감소하고 원외 처방전 발행에 따른 인센티브가 생겨났다.

조제특화로 잃어버린 약국기능
– 약국 입장권이 되어 버린 처방전

조제에 특화한 이른바 "조제약국"은 유통업의 관점에서는 새로운 업태의 등장으로 볼 수 있다. 즉, 조제약국은 원외 처방전을 효율적으로 수용하는 시스템으로, 이 시스템을 비즈니스 모델로 확립한 것이다.

그러나 기업활동으로 얻어지는 비즈니스 모델의 수입이 공적자금으로 운영되는 건강보험제도에 의존한다는 것에 위화감이 조성되었고, 주식상장 및 고액의 임원 수입이 비판적으로 거론되는 배경이 되었다.

이러한 상황에서, 지금이야말로 다시 한 번 「약국이란 무엇인가」 「약국기능이란 무엇인가」생각해 보아야 한다. 결국 원점회귀이다. 그렇지 않으면 분업비판론이 원내처방 회귀라는 흐름에 대항할 수 없고, 무엇보다도 차세대 약국의 존재의의까지도 위협받게 된다.

약국이란 「모든 의약품의 공급자」이며, 「국민이 의약품을 사용함에 있어서 효과의 최대화와 위험의 최소화를 실현할 책임이 있는 존재이다」 (일본약사회 · 『약국의 그랜드 디자인 2014 · 중간정리』에서). 또 약국이 담당해야할 기능이란 「의약품공급거점으로서의 역할」 「건강수명 연장을 위한 건강정보 발신거점으로서의 역할」이다.

모든 의약품이란 전문의약품만이 아니라, *요지도(要指導)의약품. · 일반의약품, 약국제제 등을 모두 포함한다. 따라서 전문의약품만을 취급하는 "조제약국"은 약국 본래의 기능 중 일부만을 담당하는 것에 불과하다.

「전문의약품만을 취급」하면, 처방약과 일반의약품의 상호작용에도 정확하게 대응하지 못하여 의약품의 적정사용에 지장을 초래한다. "조제약국"에 근무하는 약사도 전문의약품에 대한 지식만 있으면 된다는 착각에 빠질 수 있다. 처방약과 일반의약품의 상호작용을 상담할 때 「일반의약품은 중지 하십시오」라고 대답하는 약사가 종종 있는데, 상호작용을 고려한 약학적 판단에 기초한 대응이 아니라, 단순히 지식이 없을 뿐이거나 원처방에 대한 배려에서 그렇게 말하는 경우가 적지 않다.

"조제약국"의 폐해는 환자에게도 영향을 준다. 대부분의 환자는 「(조제)약국은 처방전을 조제하여 주는 곳」으로 인식하고 있고, 「일반의약품이나 건강문제 등을 상담할 수 있는 곳은 아니다」라고 생각하는 것이 사실이다(일본약사회 『약사의 미래 비전』, 그림 2-1).

분업 40년 동안, 대부분의 환자에게 약국이란 처방전이라는 「입장권」이 없으면 들어갈 수 없는 장소로서 인식되어 버렸다.

* 요지도(要指導)의약품 :인터넷등으로 판매할수 없도록 분류된 의약품. 약사가 환자를 직접 문진하며 지도,판매하는 의약품

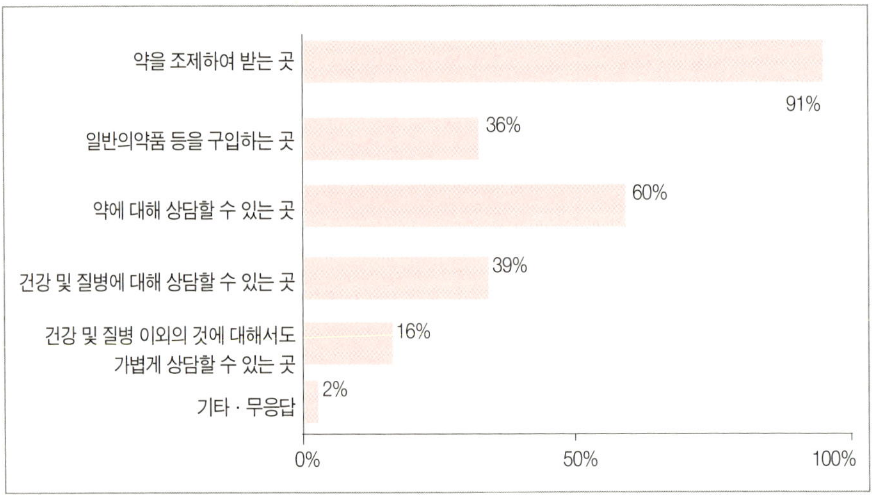

그림 2-1 **환자가 생각하는 약국 이미지**

일반의약품 취급하지 않는 "조제 중심 약국"

많은 약국에서 일반의약품이 사라져 버린 것은 보험조제가 급속도로 확산된 시기와 맞물린다. 그때부터 드럭스토어가 대두하였고, 「조제는 "조제약국"」, 「일반의약품은 "드럭스토어"」라는 도식이 정착되었다.

전술한 대로, 분업 이전 오랫동안 약국약사는 전문의약품에서 소외되어왔다.

약국은 일반의약품, 화장품, 위생잡화 등으로 운영되었고, 제약된 환경 속에서 상담판매, 카운슬링, 약국제제 및 한방약의 취급 등 다양한 모색을 하면서, 지역에서 존재가치를 높이기 위해 노력을 아끼지 않았다. 그러나 밑바닥에는 전문의약품을 취급하는 병원약사가 약국약사보다 "격이 높다"라는 이미지가 있었으며, 어떤 의미에서는 부러운 존재이기도 하였다.

의약분업이 시작되면서 약국에 처방전이 들어오자, 완전히 바뀌어 일반의약품을 방치하는 약국 또는 아예 취급하지 않는 약국이 서서히 생겨나기 시작하였다. 그리고 어느 틈엔가 「처방전을 조제해 주는 곳」이라는 이미지가 정착되어 버린 것이다.

약국에서 일반의약품이 멀어지게 된 요인 중 하나는 문전약국으로 대표되는 조제약국의 등장일 것이다. 조제약국은 말 그대로 "조제 전문"으로써, 다른 물류판매는 하지 않는다는 것을 이름에서부터 선언한 약국이다. 여기에는 인근의 처방의사에 대한 배려도 다분히 작용했을 것이다. 처방전을 조제하는 행위와 일반의약품 등을 판매하는 행위가 같은 곳에서 이루어지는 것에 저항을 나타내는 처방의사도 있었기 때문에, 처방전 수용에 지장을 초래할 수 있다고 생각하여 미리부터 일반의약품을 취급하지 않는 업태로 개국한 것이다. 그리고 이것은 약사 당사자에게도 처방의사에게도 위화감 없이 받아들여졌다. 그러나 이는 대부분의 모든 행위를 보험진료 속에서 진행하는 의사가 보험 외 판매도 하는 약국을 제대로 이해하지 못해서 생긴 일이다.

드럭스토어의 대두가 일반의약품과 이별 조장

게다가 일반의약품을 비롯한 상품판매가 드럭스토어에 밀려 대항할 수 없게 된 것도 있다. 드럭스토어는 넓은 매장면적과 풍부한 상품구색, 저가격 노선 등으로 인근의 약국 · *약점의 점유율을 빼앗으면서 서서히 세력을 확대하였다.

바로 그때, 의약품의 *재판제도(再販制度) 철폐 및 「약국 간 거리제한 조례」의 위헌판결(1975년)도 있어, 약점을 자유롭게 출점할 수 있는 환경이 조성된 것도 드럭스토어에게 유리하게 작용하였다.

드럭스토어는 「헬스&뷰티(건강과 미)+편리성」을 강조하는 원스톱쇼핑 기능이 강점으로, 기존의 약국 · 약점은 상품구비, 가격, 편리성 등 모든 면에서 경쟁이 되지 않았다.

반면, 약국은 국책으로 진행되는 의약분업추진이라는 순풍을 타고 처방전 조제만으로도 충분한 이익을 얻게 된 것도 있어, 언제부터인지 일반의약품을 취급하지 않는 것이 당연하다는 풍조가 생겨나게 된 것이다.

이는 2009년 일본약사법 개정으로 오늘날의 의약품판매제도가 정비된 직후에 실시된「의약품판매제도 정착 상황 조사」(2009년도 후생성 조사)에서도 유추할 수 있다. 드럭스토어 체인보다 소규모 약국이 법령을 더 준수하지 않았던 것이다.

* 일본의 약국은 약국薬局,약점薬店,드럭스토어ドラッグストア로 나뉜다.
약국薬局은 처방전에 따른 조제 및 일반 의약품의 판매 재택 의료에의 대처등의 전반을 행하는 곳이고 약점薬店은 점포에서 일반약을 판매(점포판매업) 허가를 가지고 있지만 조제는 할 수 없다.
드럭스토어는 법적으로는 약국으로서의 허가를 가지고 장사를 하는곳과 약점처럼 점포 판매업의 허가를 가지고 장사는곳으로 나뉜다.
* 재판제도-기업이 자사제품의 소비자판매가격을 정해 도소매업자나 유통업자가 소비자에게 파는 상품의 가격을지키게 하는 제도(1996년폐지)

편의점, 건강산업에 진출

최근에는 대형 체인약국이나 드럭스토어가 편의점과 제휴하여「편의점&조제」「편의점&드럭」등의 신업태를 전개하는 사례가 증가하였다. 약국은 편의점 안에 출점함으로서 의료기관과 맨투맨분업에서 약국역할의 저변확대와 *경(輕)의료분야로 진출을 노리고, 드럭스토어는 협소상권에서 경(輕)의료와 편리성 향상을 노린 전략의 일환이다. 현시점에서는 시험적인 의미가 강하지만, 편의점의 편리성과 약국이나 드럭스토어의 전문성이 융합했을 때, 기존과는 다른 환자의 흐름, 셀프메디케이션의 흐름이 생겨날 수도 있다.

*경(輕)의료분야-질병 중에서도 감기 등 비교적 가벼운 증상에 대한 치료

1 헬스케어, 이미 약국 · 드럭스토어 전매특허 아니다

지금까지 헬스케어라고 하면 약국이나 드럭스토어의 전매특허로 생각되어 왔지만, 이미 그 이미지는 과거의 것이 되었다.

타업종의 대처에서 눈에 띠는 점은 앞에서도 말한 것처럼, 기존의 약국이나 드럭스토어와 제휴한 융합점포의 전개이지만, 이 밖에도 "건강"을 키워드로 한 대처가 활성화되고 있다 이들 타업종의 특징은 의약품에 구애되지 않고 넓은 의미에서 건강을 마케팅 하는 점이다. 특히 편의점이나 슈퍼는 지역주민과 밀착되어 있는 만큼 폭넓은 시점에서 유연한 발상으로 헬스케어 사업을 전개할 수 있는 것이 장점이다.

편의점업계 제2위의 로손(LAWSON)은 대형 체인약국 쿠오루(クオール)와 업무제휴를 맺고 편의점과 약국기능을 융합한 「내추럴로손쿠오루약국」 「로손쿠오루약국」을 시작하였고, 이미 점포가 30곳을 넘었다. 융합점포는 편의점 기능에 조제 · 일반의약품 판매를 병설한 것이 특징으로 약국에는 약사가 상주한다.

한편, 약국, 드럭스토어와의 제휴에 가장 열심인 곳은 패밀리마트(familymart)이다. 패밀리마트는 파마라이즈 홀딩스(pharmarise holdings), 코쿠민(コクミン), 히구치(ヒグチ) 등 16개사와 제휴하였고, 점포수가 30곳을 넘었다. 약사, 등록판매자를 고용한 일반의약품판매 뿐만 아니라 조제기능을 갖춘 점포도 전개한다.

드럭스토어가 편의점과 제휴하는 것은 인터넷판매 등으로 경쟁환경이 심화되었기 때문일 뿐만 아니라 편리성을 추구할 수 있고, 고령사회에서 협소상권 노하우를 확립할 수 있는 장점이 있기 때문이다. 한편, 편의점측은 조제 및 의약품 판매를 통해 전문성을 갖춰 차별화하는 데 목적이 있다.

2 단독 헬스케어전략도

독자적으로 헬스케어 전략을 전개하는 움직임도 활발하다.

로손은 「거리의 건강스테이션」이라는 이름을 내걸고, 건강을 테마로 한 다양한 정책을 펼치고 있다(그림 2-2). 로손은 「식(食)」 + 「건강」을 키워드로 하여, 「식」에는 생활습관병 대응식품을, 「건강」에는 조제 및 일반의약품, *ICT를 활용한 출장 건강상담 등을 실시한다.

특히 검진은 자치단체와 연결하는 등 지역과 밀착도를 높이고 있다. 2013년~2014년에는 효고현 아마가사키시와 제휴하여 시내에 있는 점포 주차장에서

시가 주관하는 국민건강보험 특정건강검진을 받을 수 있도록 하였다. 2014년 3월에는 나가노현 마츠모토시와 협정하여 시내에 있는 점포 주차장에서 보건사가 하는 「길모퉁이 건강상담」을 실시하였다. 로손은 앞으로도 출장 검진이나 길모퉁이 건강상담 등을 통하여 지역의 건강증진에 기여할 방침이다.

이밖에도 로손은 2015년부터 고령자 및 재택간병인을 지원하는 편의점을 출점한다. 케어매니저를 상주시켜 개호서비스의 소개 및 알선을 하는 한편, 점내에는 고령자가 운동할 수 있는 공간도 마련한다. 편의점과 고령자의 연결을 강화할 방침이다.

* 미병(未病)단계 : 건강과 질병의 중간단계로서, 방치할 경우 질병으로 이환될 수 있는 일종의 건강저하 상태
* Ponta : lawson의 포인트카드

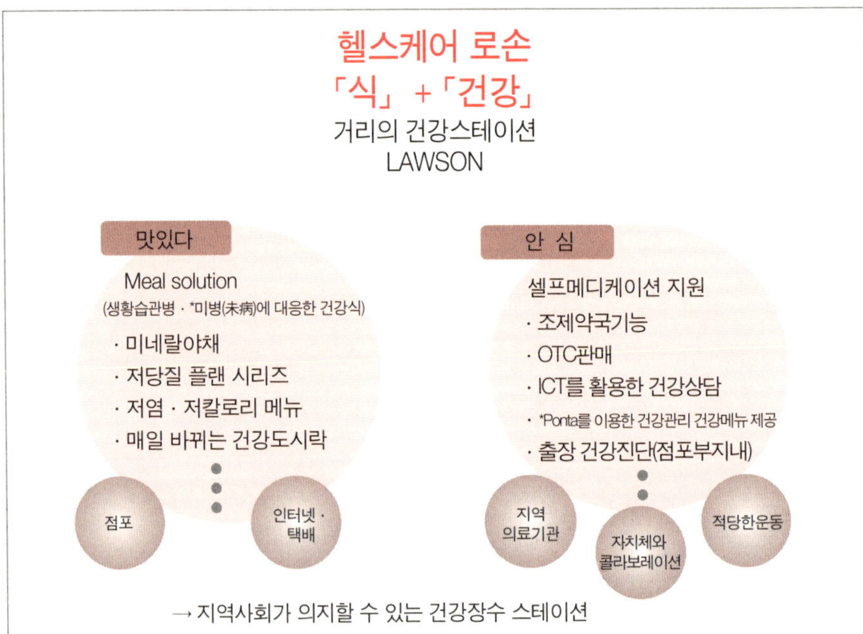

그림 2-2 로손이 추진하는 헬스케어 로손의 광고문구

세븐일레븐은 각 자치단체와 지역활성화 제휴 협정을 맺고, 지역의 안심 · 안전, 건강증진, 식육, 고령자 지원 등과 관련하여 자치단체와 포괄적인 협동을 추진할 방침이다. 지역포괄 케어시스템의 구축을 통해, 의료 · 개호 · 생활지원

분야에서 존재가치를 높여갈 계획인 것이다.

이밖에 인터넷과 실제 점포를 연결하는 옴니채널을 이용한 택배, 생협의 고령자 살펴보기 등의 대응도 시작하였다.

이들 동향에서 읽을 수 있는 것은 단순한 「비지니스 기회의 확대」수준을 넘어 지역공헌의 발상이 포함되어 있다는 점이다.

건강관련 정책도 이제는 후생노동부만이 아니라 농림수산부, 경제산업부, 총무부 등 폭넓은 시점에서 검토되기 시작하였다. 약국약사가 기성개념에 매여 있는 동안 세상은 크게 변화하고 있다.

기존의 약국이 처방전 조제중심에서 벗어나지 못하는 동안(표2-4), 타업종의 건강관련 분야 진출은 급속도로 진행되고 있다.

*ICT :Information & Communication Technology

변화에 대응하지 못하면 사라질 뿐

약국만이 아니라, 모든 존재는 시대의 변화와 함께 요구되는 역할과 기능이 변화한다. 바꿔 말하면 시대의 요구에 대응하지 못하는 존재는 쇠퇴하고, 요구에 대응함으로써 존재가 지속된다.

표 2-4 **약국의 과거, 현재, 미래**

	과거	현재	가까운 미래
입지	상점가 · 번화가 · 주택가	의료기관 문전	지역밀착
역할 · 기능	지역의 리더 거리의 과학자	외래환자 중심	의료 · 개호에 적극 관여 건강문제의 퍼스트 게이트키퍼
취급상품	일반의약품, 한방약, 화장품, 위생잡화 등	전문의약품	모든 의약품, 일반검사약, 의료 · 위생재료, 건강관련상품
서비스	온갖 상담	조제	헬스케어 프론트 라인 약물요법에 공헌, 건강 · 개호상담, 건강체크, 카운슬링, 정보발신

약국은 어떠한가. 의약분업이 진행되기 이전에는 일반의약품을 중심으로 화장품, 일용잡화 등을 판매하는 「의약품판매업」이었다. 의약품을 중심으로 한 만

물상 같은 존재였지만, 판매만이 아니라 약국약사가 건강문제부터 환경위생, 일상생활에 이르기까지 소탈한 대화상대가 되어 주는 「거리의 과학자」이기도 하였다.

의약분업 이후, 약국의 형태는 극적으로 변하였다. 즉 처방전을 조제하기 위한 전문약국으로 변화하여 소탈하게 상담할 수 있는 장소에서 처방전이라는 입장권이 없으면 들어갈 수 없는 특수한 곳이 되었다.

약국은 이러한 변화를 거쳐 왔지만, 환자에게는 반드시 환영할 만한 변화는 아닐 것이다. 의료기관에서 진찰을 받고 약국에서 조제를 하는 구조는 환자가 선택한 것이 아니라, 병원창구에서 「국가의 방침이라서」라고 하니 어쩔 수 없이 따를 뿐이라는 것이다.

의약분업의 장점을 실감하지 못하고, 단순히 이중수고와 부담증가를 강요당하기만 한다면 의약분업은 번거로운 존재에 불과할 것이다. 환자에게 약국은 「병의원의 약창구가 원외로 나갔을 뿐」이 되는 셈이다.

이러한 상태로는 언젠가 파탄을 맞게 된다. 각계에서 쏟아지는 분업비판론, 약력미기재 등의 불상사, 환자보다 처방의사에게 더 신경을 쓰고 점수를 우선하는 모습들. 그럼에도 약국은 수입이 보장되는 모양이다.

약국은 무엇을 위해, 누구를 위해 존재하는가라는 의문이 밀려오는 것은 당연하다.

약국은 다면적인 존재이다

1 의료 담당자

새삼스럽게 약국이란 무엇인가를 생각해보면, 민간영리기업의 입장과 의료제공시설의 입장의 양면성을 생각해 볼 수 있다. 민간영리기업인 약국을 의료법 상에 의료제공시설로 정의한 것에 대해 당시 상당한 반대론이 있었다(p81 참조). 이를 무릅쓰고 의료제공시설로 정의한 것은 의약품(특히 전문의약품)의 사용에서, 전문가가 상주하는 약국의 존재를 무시할 수 없었기 때문이다. 반대론 때문일까. 의료법에서 정의한 「의료 담당자」에는 「조제를 실시하는 약국」이라는 묘한 표현이 포함되어 있다.

2 셀프메디케이션 추진의 거점

또 하나, 약국의 역할에서 빠져서는 안 될 것은 셀프메디케이션 추진 거점으로서의 역할이다. 건강수명 연장을 위해서는 식사, 휴양, 수면, 운동 등 넓은 의미의 셀프메디케이션, 즉 기본적인 일상생활의 균형이 중요하다. 약국은 셀프메디케이션의 중요성을 설명하고 생활환경에 따른 조언을 하거나 관리영양사와 제휴하여 생활습관병을 예방하는 식사 등을 상담하는 역할 등을 해야 한다.

2013년도부터 시작된 「건강일본21 (제2차)」에서도 「건강을 지키기 위한 사회환경 정비」를 위해 「지역주민이 가까이에서 손쉽게 전문적인 지원 · 상담을 받을 수 있는 민간단체의 활동거점 수 증가」를 목표로 하였다. 그리고 그 활동거점의 예로서 「지역주민의 건강지원 · 상담대응 등을 실시하고 그 취지를 적극적으로 지역주민에게 주지하는 약국」을 기재하고 있는 것은 눈여겨볼만 하다.

건강지원 거점으로서의 활동은 「검체 측정」 「당뇨병 지원」 「금연지원」 「치매예방과 조기발견」 「모자건강상담」 「자살방지」 등 여러 가지 것들이 있는데, 이들을 종합적으로 실시하는 것이 중요하다. 또 지역주민의 상담 및 조언의 후속조치를 위해서는 행정 및 지역포괄센터 등과 제휴가 중요하다.

바람직한 약국상은 이미 알고 있다

차세대에 필요한 약국이란 무엇인가. 2014년 1월에 공표된 『약국에 요구되는 기능과 바람직한 모습』 (후생노동 과학연구 「약사가 담당하는 팀의료와 지역의료 조사와 아웃컴의 평가연구」)에서는 고령사회의 진행 및 의료 · 개호를 둘러싼 환경변화에 입각하여, 약국의 기본적 체제, 약국 약물요법(약학적 관리)의 바람직한 모습을 그림으로 제시하였다.

이는 의료제공시설로서의 역할, 건강정보 거점으로서의 역할을 제시한 것으로, 특별히 새로운 업무를 요구하는 것은 아니다. 결국, 바람직한 모습에서 요구하는 것은 약국에게는 「기본중의 기본」이다. 「왜 새삼스럽게」라는 생각을 하는 약국약사도 있을 것이다. 그러나 외래조제만을 특화해 온 약국에게는 상당히 높은 장벽이 될 수 있다.

이상적인 커뮤니케이션을 목표로 하는 움직임도

2013년 11월에 발족된 일반사단법인 일본 커뮤니티 파마시협회(Japanese Association for Community Pharmacy=JACP)(요시오카 유우코吉岡ゆうこ 대표)는 독일의 약국을 이미지화한 커뮤니티 파마시(지역약국)를 제창하였다(그림 2-3).

거기에는 응접실풍의 넓은 대기실이 있고, 일반의약품 진열장, 차를 마시면서 상담할 수 있는 테이블과 의자, 접수카운터가 있으며, 대기실이 아닌 사생활을 고려하여 개인 상담실에 설치된 상담코너가 있다. 화장실은 휠체어 사용자를 배려하였다.

또, 조제실에는 무균조제용 설비, 스텝이 전화로 상담을 받는 방, 당직용 간이 침대도 마련되어 있다. 약국 밖에는 재택의료용 차가 주차되어 있다. 약국방문자와 스텝이 화기애애하게 커뮤니케이션을 하고 있는 모습이나 약국방문자들끼리 이야기를 나누는 모습을 볼 수 있어, 약국이 지역주민의 커뮤니티의 장이 되는 것이 이상적이라고 느끼게 해 준다.

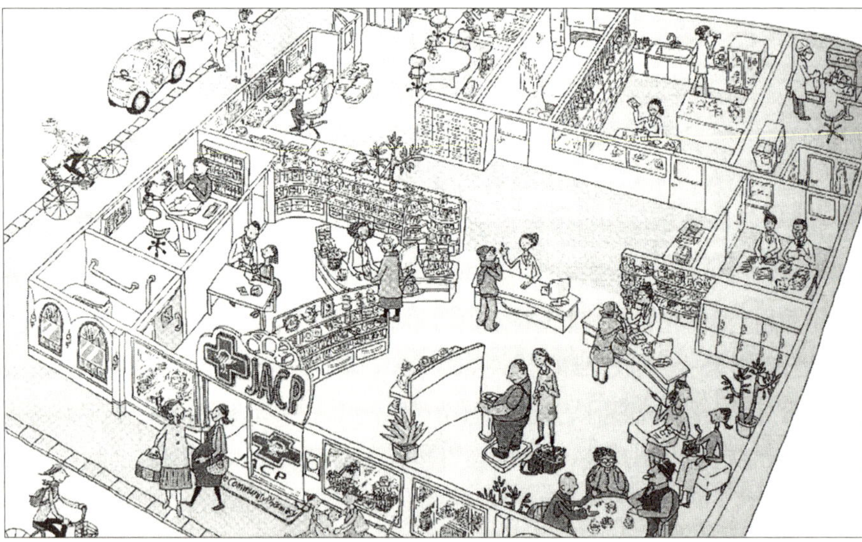

그림 2-3 커뮤니티파마시의 이미지

일본의 약국사정을 감안하면, 공간적으로 어려운 점은 있지만 이미지적으로는 요구되는 약국의 조건을 완벽하게 만족하고 있다.

후생성의 『약국에 요구되는 기능과 바람직한 모습』이나 커뮤니티 파마시협회의 「커뮤니티 파마시」모두 종합적인 약국 서비스를 제시하고 있는데, 모든 약국이 이러한 체제를 완성해야 하는 것은 아니다. 이 경우, 「약국의 "세일즈포인트"가 무엇인지」특화하는 것이 필요하다. 전문약사의 질 높은 상담, 관리영양사의 식단 제안, 약선교실 개최, 고령자를 위한 화장법 교실 등 아이디어에 따라서는 자연스럽게 약국으로 발길을 향하게 하는 체제를 구축할 수 있을 것이다.

제 언 1

약국이란 무엇을 제공하는 곳인지 다시 한 번 생각해보자

모든 의약품을 공급하는 곳이다

약국의 존재가치를 지금만큼 추궁 받은 시대는 없을 것이다. 게다가 시대는 약국 · 약사가 생각하는 것보다도 빠른 속도로 변화하고 있다. 조제편중의 「원외 약창구」에서 탈피하여, 정말로 국민 · 환자에게 없어서는 안 될 존재로 인식되기 위해서는 해야 할 일이 산처럼 많지만, 시간은 별로 없다.

"약국이란 무엇인가". 한마디로 정의하자면, 「약국이란 모든 의약품의 공급거점」이라고 할 수 있다. 그리고 약사는 「모든 의약품의 관리책임을 지는 존재」인 것이다. 따라서, 약국은 전문의약품부터 일반의약품까지 모든 의약품의 공급책임을 지지 않으면 안된다. 공급책임이란 「언제든지」 「어디에라도」 「지체없이」 「적정하게」공급하는 것이다.

공적보험에 대한 공헌과 건강관리

이 같은 약국의 존재이유를 바탕으로, 일본의 헬스케어 니즈에 맞게 약국이 담당해야 하는 기능 · 역할을 구축해야 한다.

헬스케어 니즈는 사회보장제도의 틀 속에 존재하는 공적보험(의료 · 개호)에 대한 공헌과 셀프메디케이션을 중심으로 한 건강수명 연장에 대한 공헌이라는 두 개의 바퀴를 통해 국민 건강에 이바지하는 것이다. 이 두 개의 바퀴는 상호 최적의 조화 속에서 수행되어야 하며, 약사는 코디네이터적인 역할도 담당해야 한다.

일본은 전국민보험제도를 실시하고 있기 때문에, 의료제공시설로서 약국의 역할은 공적보험에 대한 공헌이 중심이 된다. 구체적으로는 「의약품의 안정공급(24시간 · 365일 대응 등)」「공적 보험제도의 건전한 운영」 등이 있다. 의약품의 공급은 재택의료 · 개호도 포함하며, 파마슈티컬 케어(pharmaceutical care)에서는 특히 고령자에 대한 복약지원, 남은약 처리 가 요구된다. 또, 공적보험제도의 건전한 운영에는 저렴한 의약품의 선택(제네릭의약품), 산정요건의 준수 등이 포함된다. 그리고 이들 업무는 의사, 간호사, 케어매니저 등 타직종과 제휴 · 협동을 통해 수행되어야 한다.

약사의 선별 능력이 중요

셀프메디케이션을 중심으로 한 건강수명 연장에 대한 공헌은 바로 대부분의 약국에게 요구되는 과제이다. 약국은 가벼운 질병이나 건강에 불안을 안고 있는 주민에게 셀프메디케이션으로 대응할 수 있는지를 판단하고, 필요에 따라서는 의료기관에 진찰을 권유하는 등의 대응을 한다.

즉, 상담 시에는 증상, 원인추정, 과거의 복약, 병용약(서플리먼트 등도 포함) 등의 정보수집과 상황 확인 등을 실시하여, ① 요(要)지도의약품, 일반의약품 등의 사용, ② 의료기관에 진료 권장, ③ 생활지도(양생법을 포함) 중 한 가지를 판단한 후 소비자에게 제안하는 선별업무가 중요하다(그림 2-4).

적절한 선별업무는 지역주민이 갖고 있는 문제를 신속하게 해결하는데 도움이 되고, 이른바 「편의 진료(편의점을 가듯 가벼운 마음으로 시간외 구급의료를 이용하는 환자의 행동을 일컬음)」라고 하는 안이한 의료기관 이용 등의 문제해결에도 일조하게 될 것이다.

또 책임 있는 진료권유는 증상의 위독화를 막고 지역주민에게 적절한 치료를 받을 기회를 제공하는 의미에서 약사에게 중요한 업무라고 할 수 있다.

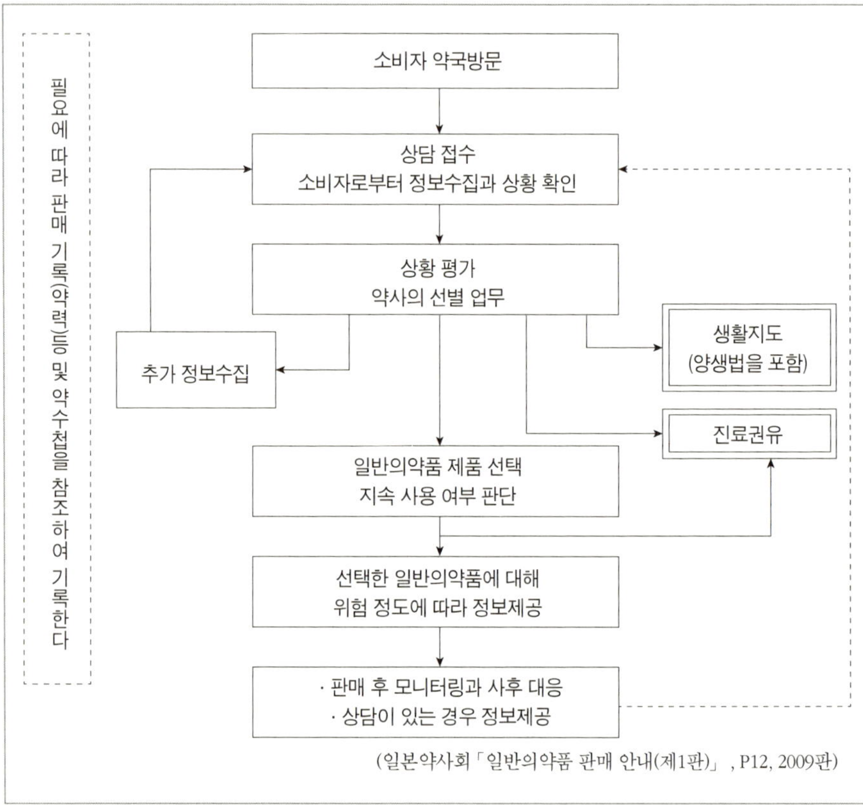

그림 2-4 **약국에서 진행되는 선별 업무**

약사는 주민과 상담하기에 앞서, 미리 의료기관의 진료권유 기준을 정리해 둘 필요가 있다. 그리고 진료를 권유할 경우에는 상담주민에게 「왜 의료기관에서 진료를 받아야 하는지」 「왜 요(要)지도의약품, 일반의약품 등으로는 치료할 수 없는지」도 알기 쉽게 설명(정보제공)하여야 한다.

이 때, 원칙적으로 「단골의사」에게 진료받을 것을 권장한다. 또, 진료받을 의료기관의 소개를 요청하는 경우에는 장소, 진료시간, 연락처 등과 함께 환자의 동의가 있는 경우 「현재까지의 경과」 「복용 중인 의약품」 「약물알레르기」 등을 기재한 의료기관용 문서를 작성하여 제공하는 것이 바람직하다. 그러기 위해서는 소개할 수 있는 인근의료기관의 정보를 평소에 수집해 두어야 한다.

제 언 2

차세대에 필요한 약국상을 이미지화하자

어떻게 바꾸어 갈 것인가

전술한 것과 같이 2014년 1월에 공표된 후생노동과학연구 『약국에 요구되는 기능과 바람직한 모습』에서는 초고령사회의 진행 및 의료 · 개호의 환경변화를 토대로, 약국의 체제, 약국이 제공하는 서비스에 대한 바람직한 모습을 제시하였다.

문제는 바람직한 모습으로 제시된 내용을 토대로 실제 약국을 어떻게 바꾸어 나갈 것인가이다.

약국을 이미지화하자

초고령사회에서 약국이 담당해야 할 것으로는 주택의료 · 재택개호를 받고 있는 요양자에 대한 약물치료 및 질병예방, 개호예방 등의 건강관리 기능이 있다(표 2-5). 또, 환자뿐만 아니라, 건강한 사람, 미병단계에 있는 사람들에 대한 지원이다.

표 2-5 초고령사회의 종합적인 약국서비스 예

항목	업무
의약품 공급	24시간 365일 조제, 재택업무체제, 의료용 마약의 공급, 무균제제 공급, 약국제제 공급
약학적 관리	처방검사, 의문조회철저, 부작용 발견 · 발생 방지, 처방 제안, 장기처방에 대한 대응, 의료정보 공유, 환자정보 수집과 약학적 지도, 안전관리체제 정비
의료비 적정화	의약품 적정사용 추진, 제네릭의약품 사용촉진, 복약관리와 남은약 처리, 질병예방, 발병방지, 위독화방지
건강정보 거점	진료권장 등의 선별, 요(要)지도의약품·일반의약품 등의 취급, 생활습관병의 발병방지 , 예방관리, 일반검사약의 활용, 검체측정, 일상건강관리 지원, 의료·개호 등에 관한 상담 대응, 관계시설·기관에 연락·소개, 영양·식·신체활동·운동·휴양 등의 상담 대응
재택의료	지역포괄케어시스템의 참여, 재택업무 대응체제, 의료 · 개호 관계 직종과 제휴, 재택의료 · 재택개호 상담 대응, 완화 케어, 특정보험의료재료 · 위생재료의 공급체제
기타	금연지원, 우울 · 자살 예방, 치매 조기발견과 예방 지원 반도핑방지, 재해 시의 의약품 공급, 지역보건의료에 공헌

한 드럭스토어에서는 월 1,000엔 정도의 회비로 주1회, 관리영양사의 지도를 받을 수 있는 프로그램을 만들었다. 회원은 모두 만보계를 사용하며, 주 1회 미팅에서 관리영양사의 조언을 듣는다. 평소의 성과를 발표하는 날이기도 하다. 체중감소가 있었던 사람이나 걷기에 노력한 사람은 표창을 받는다. 동료 간에 경쟁도 있기 때문에 회원들은 열심히 노력한다.

이 드럭스토어의 프로그램에는 체지방이 걱정된다, 혈당치가 높다 등 건강에 불안이 있는 사람이나 몸상태는 나쁘지 않지만 이를 계기로 몸을 움직여 보고 싶다는 사람들이 상시 300명이나 참여한다.

약국의 역할에는 질병에 걸린 사람들의 복약케어 이외에도 평소의 건강관리를 통한 질병예방, 미병단계에서 발병방지 등 건강 만들기 기능도 있다.

치매의 기본체크리스트를 이용하여, 리스트의 일정 항목에 해당하는 특정 고령후보자(65세 이상으로 요(要)지원, *요(要)개호가능성이 있는 사람)의 정보를 주소지에 있는 지역포괄지원센터에 제공하는 사업을 하는 곳도 있다. 이같은 사업은 자치단체와 공동으로 진행되는데, 개호 관련 사업은 자치단체 및 지역포괄케어센터와 제휴가 불가결하다. 지역약국간의 제휴도 유효하다.

이러한 일들을 「약국 본업과는 상관없다」고 생각한다면, 한순간에 시대의 변화에 뒤처지게 된다는 것을 명심하자.

*요(要)개호: 요지도의약품에 대한 지원이나 그것을 가지고 돌봄

약국만 할 수 있는 헬스케어서비스를 생각하자

헬스케어분야의 대응은 이미 약국이나 드럭스토어의 전매특허가 아니다라는 것은 앞에서 설명하였다. 그렇다면 약국서비스로서 해야 할 것은 무엇인지, 약국만 할 수 있는 것은 무엇인지 이미지화하는 것이 중요할 것이다.

지역주민이 의지할 수 있는, 휴식처가 될 수 있는 약국을 만들기 위해서는 어떠한 설비나 체제가 필요할까. 외래조제, 무균조제를 포함한 재택의료의 대응, 일반의약품 및 서플리먼트, 의료 · 위생재료 나아가서는 각종 검사기기, 자유롭게 이야기할 수 있는 대기실 등의 서비스, 응접실풍 등의 서비스들을 생각해 볼 수 있다. 여기에는 서비스 내용에 걸맞는 설비와 인적 요건 그리고 ICT와의 조화가 포인트가 된다.

예를 들면, 리필처방전제도가 도입되었다고 하자. 리필제도에서는 환자가 복약하는 동안에 약사가 환자의 복약상황을 관찰하고 때로는 바이탈사인도 측정하면서 증상의 변화, 부작용의 발현 유무 등을 체크하고, 필요에 따라서 리필을 중지하고 처방의사에게 진찰받을 것을 권유하게 된다.

바이탈사인을 측정하는 손기술이나 수치를 평가하는 방법 등의 스킬업도 필요하지만, 환자가 약국을 방문하는 것은 2주에 한 번 또는 그 이상의 시간이 걸릴 수도 있다. 그 시간을 메우기 위해서는 컴퓨터나 스마트폰 등을 이용한 쌍방향 연락이 필요하다. 몇 년 전부터 측정기기가 자동으로 데이터를 컴퓨터나 스마트폰으로 보내는 시스템이 실용화되고 있는데, 이 시스템의 활용도 기대해 볼만 하다.

약국에 방문하지 않은 동안에도 이들 기기를 통해 정기적으로 복약상황이나 몸상태의 변화 등을 확인할 수 있을 것이다.

더 나아가, 약국을 편하게 모일 수 있는 커뮤니티의 장으로 만들어 리필처방전 조제 이외의 목적으로도 약국을 방문하는 구조가 가능해지면, 그때 바이탈사인을 측정할 수도 있을 것이다.

후생노동성이 검토하고 있는 의료ID가 확산되어 의료 · 개호관계직과 환자를 연결하는 정보의 공유화가 실현되면, ICT를 활용한 환자케어는 더욱 고도화될 것이다. 이러한 시대에 대비하는 것도 차세대 약국 만들기에 빠져서는 안 될 것이다.

명확한 경영자의 비전도 필요하다

「기업이란 무엇인가, 그것을 결정하는 것은 기업 자신이 아니라 고객이다.」라고 피터 드러커(Peter Drucker)는 말하였다. 그 이유는 고객만이 상품이나 서비스에 대가를 지불할 의사가 있기 때문이고, 「따라서 기업의 목적은 고객창출이다」라고 단언하였다.

약국의 경우, 지금까지의 고객은 (외래)환자였지만, 앞으로는 건강한 사람부터 고도의 약물치료를 필요로 하는 환자까지 폭넓은 계층을 고객으로 붙잡을 필요가 있다. 이러한 고객에게 대가를 받기 위해서는 그에 걸맞는 서비스가 필요하다.

그리고 차세대의 「바람직한 약국의 모습」을 확립하기 위해서는 명확한 경영이념, 비전, 행동계획이 필요하다. 막연히 「하고 싶다」가 아니라 「언제까지 만들어낸다」라는 목표설정이다. 그러나 스텝약사가 아무리 미래상을 꿈꿔도 경영판단이 동반하지 않으면, 약사의 이상은 실현될 수 없다. 특히 현재의 경영자는 분업거품시대에 규모를 확대하여 경영자로서 성공하였다는 자부심이 있다.

그러나 분업거품은 이미 끝났고 약국은 다음 단계로 나아가야할 시기를 맞이하고 있다. 여기서 따져봐야 할 것은 「경영자에게 비전은 있는가」라는 점이다. 명확한 비전도 없고, 단순히 약사가 부족하여 채용했다고 한다면 그 약국은 오래가지 못할 것이다.

젊은 약사, 특히 6년제를 이수한 약사는 약국의 미래, 약사의 미래에 대한 위기감을 많이 갖고 있다. 이 같은 약사에게는 「차세대에도 필요로 하는 약사이기 위하여 성장할 수 있는 곳인가」라는 점은 중요한 선택 포인트가 된다.

경영자의 판단이 스텝의 모티베이션을 좌우한다. 그리고 스텝의 모티베이션은 약국경영 및 고객의 신뢰로 연결된다.

「비전이 있습니다」라고 말하는 경영자는 많다. 그러나 이것이 단순한 장식적 슬로건에 그치는 예가 대부분이다. 바람직한 약국의 모습을 그릴 때에는 반드시 경영이념, 비전, 행동지침을 입안하고(표2-6), 그것을 경영자부터 파트종업원에 이르기까지 철저히 지켜나가는 것이 전제이다.

표 2-6 바람직한 약국을 확립하기 위한 3가지 요소

경영이념	사업을 수행할 때 필요한 기본적 가치관과 목적의식. 경영철학이나 신념
비전	경영이념에 나타난 가치관이나 목적의식을 실현하기 위한 구체적인 목표, 도달점을 사회, 사원에게 제시한 것
행동지침	전 사원이 갖고 있어야 할 마음가짐, 마땅히 해야 하는 행동지침을 알기 쉽게 구체적으로 표현한 것

2 환자서비스의 오해

스피드를 중시한 조제업무의 폐해

1 대기시간 단축이 약국의 최대 과제

처방전 조제 환자의 대기시간은 약국의 가장 큰 고민거리이다. 한가할 때에 5분 정도면 끝나는 일이 바쁠 때에는 15분, 20분이나 걸리기 일쑤고, 경우에 따라서는 30분 이상 환자를 기다리게 하는 일도 있다. 환자는 의료기관에서 기다리고 약국에서도 기다리는 것에 스트레스를 받는다.

따라서 약국은 대기시간 단축이나 대기실에서 시간 보내는 방법 등을 모색하고 있다. 대형 체인약국은 자동화에 의한 간소화를 시도한다. 전자동 산제분포기, 산제검사시스템 등을 풀가동하고, 동시에 예제제 (자주 처방되는 약제를 미리 한포에 포장 조제 하는 등)를 철저하게 만들기도 한다.

또, 철저한 작업동선의 합리화를 통해 쓸모없는 움직임이 없도록 한다. 조제에 걸리는 시간 등을 고려하여 약품선반의 배치를 고민하고, 「3종류까지」 「정제만」 등 처방패턴별로 각각 목표를 설정하거나 조제순서에 따라 동선을 개선하는 등 업무프로세스를 재검토하는 등의 예도 있다.

대기실에서는 음료를 서비스하거나 책이나 잡지, 팜플렛 등을 비치해 두는 약국도 적지 않다.

2 아무리 서둘러도 불만이 남는 이유

그러나 이러한 방법들이 필요하기는 하지만, 절대적인 해결책은 되지 않는다. 왜냐하면 조제업무에서 중요한 「대인업무」가 뒷전이 되기 때문이다.

사람은 지루한 시간일수록 길게 느껴진다. 특히 약국에서는 처방전을 제출한 후, 「아무런 정보도 없이 방치되기」때문에 조제약이 완성되기까지 시간이 길게 느껴지는 것이다(표 2-7).

표 2-7 대기시간과 환자의 심리

○ **지루한 시간은 길게 느낀다.** · 같은 거리를 이동할 때, 과거에 가본 경험이 있으면 짧게 느껴진다. 초행인 경우는 길게 느껴진다.
○ **왜 환자는 기다린다고 생각할까** · 정보 없이 방치된다(불안, 조바심…) · 접수 시에 정보수집과 설명을 통해 납득시키고 안심할 수 있게 한다.
○ **결론** · 대인업무를 우선 하고, 대물업무는 그 뒤에 실시한다. · 같은 시간을 기다려도 환자는 조바심이 적어진다. · 약사는 침착하게 대물업무에 전념할 수 있다.
○ **결과: 의약분업에 대한 이해를 높이는 효과를 얻을 수 있다**

처방전 접수 시에 환자에게 지금까지의 복약상황을 확인하고, 희망할 경우 복용하기 쉬운 방법 등을 알려준다. 또, 조제가 완성될 때까지의 대기시간 등을 정확히 전달하면 환자는 납득하고 대기시간에 대한 조바심도 없어진다.

단순히 약을 받기만하는 장소라고 생각해온 약국이 실제로는 여러 가지 것들을 배려하면서 조제업무를 하고 있다는 것을 이해시키면, 의약분업에 대한 이해로도 연결된다. 환자의 정보수집과 약사의 정보제공이라는 상호작용을 통하여 이해를 구하면, 안심 · 안전을 확보할 수 있는 동시에 약국에서 원외 처방전을 조제하는 의의 및 효용을 알게 할 수 있다.

흔히 말하는 「조제업무의 가시화」에는 여러 가지 방법이 있지만, 가장 중요한 것은 「대인업무」를 우선하는 조제업무를 확립하는 것이다.

3 조제 시의 「선확인」이 질 의무화된 이유

2014년 조제수가 개정에서는 약제복용력관리지도료(약력관리료)의 산정요건과 관련, 「진료수가의 산정방법 일부개정에 따른 사실 상의 유의사항」이 개정되었다. 「환자의 복약상황, 남은약 확인, 제네릭의약품 사용의향 확인 등을 조제 전에 실시할 것」으로 정한 것이다. 이른바 「선확인」의 실시이다(그림 2-5). 약력관리료는 대부분의 약국이 산정하고 있고, 그 산정요건에 포함되었다고 하는 것은 조제순서의 변경을 촉구하는 것으로 그 의미는 크다.

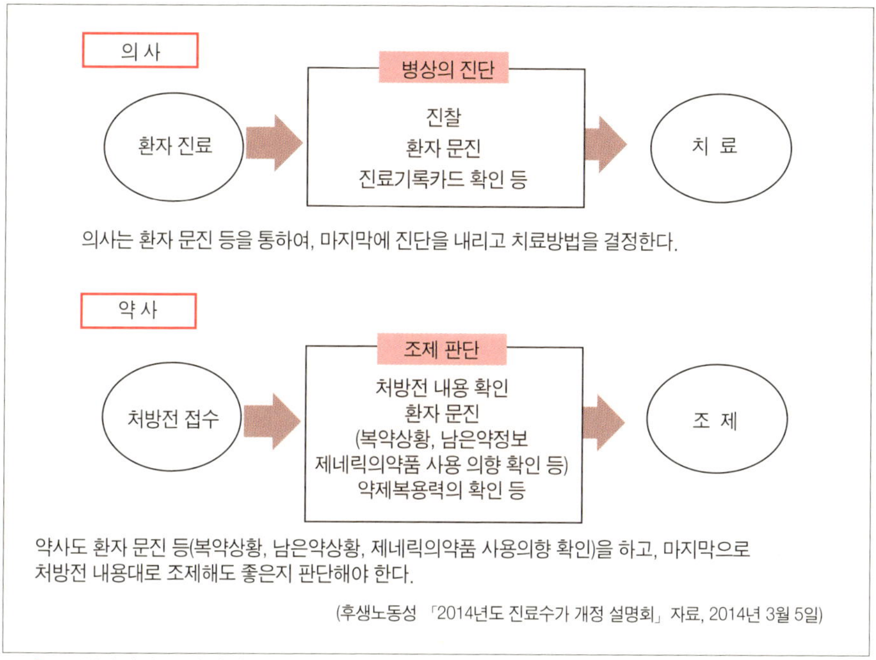

그림 2-5 **복약상황 등의 확인 타이밍**

조제 시의 「선확인」은 2010년도 조제수가 개정에서, 약력관리료를 산정할 때 「체질, 알레르기력 등의 환자정보, 제네릭의약품의 사용의향 확인」 등 10개 항목을 처방전을 접수할 때, 즉 처방약을 챙기기 전에 환자에게 확인할 업무가 의무로서 명기되었다.

또, 2011년에 일본약사회가 발행한 『조제지침 제13개정』의 「조제의 개념」에는 「약국에서 처방전을 접수하면서 환자에게 질문하고, 문제점을 발견, 해결한 후에 비로소 조제설계를 할 수 있다」는 내용이 담겨있다. 이는 「선확인」을 위한 「대인업무」의 중요성을 보다 명확히 한 것이다.

또, 2014년도 개정에서 새삼스럽게 「선확인」이 실질의무화된 것은 지금까지의 조제수가 산정 상의 노력의무나 조제업무 수행 상의 원리원칙이어야 할 조제지침이 지금까지 준수되지 않았다는 것을 의미하기도 한다.

환자의 대기시간 대책에는 물론 아이디어가 필요하다. 하지만, 가장 중요한 것은 사전에 환자와 상호작용 속에서 의약품의 적정사용이나 처방전에 대한 이해를 높이는 것이다. 이를 통해 환자가 안심할 수 있다면, 같은 대기시간이라도 납득하고 이해해 줄 것이다.

문전약국 · 맨투맨 약국의 폐해
– 약국은 어느 곳을 향하고 있는가

「약국은 어느 곳을 향해가고 있는가」라는 물음에 대해서는 「물론 환자 제일」이라는 대답이 되돌아올 것이다. 그러나 액면 그대로 받아들일 수 없는 경영스타일에 빠져 있는 약국도 적지 않게 존재한다.

전술한 것과 같이 일본의 원외처방전 수혜자는 주로 문전약국 · 맨투맨약국이다. 일본약사회가 2013년 4월에 발표한 「약사의 미래 비전」중에는 약국의 입지조사 결과(약국의 단골기능에 관한 실태조사)가 포함되어 있는데, 이에 따르면 진료소 문전(맨투맨)약국 47.5%, 병원 문전약국 25.0%, 의료몰 1.9%로, 기타 약국(지역약국)은 겨우 25.4%에 불과했다(그림 2-6).

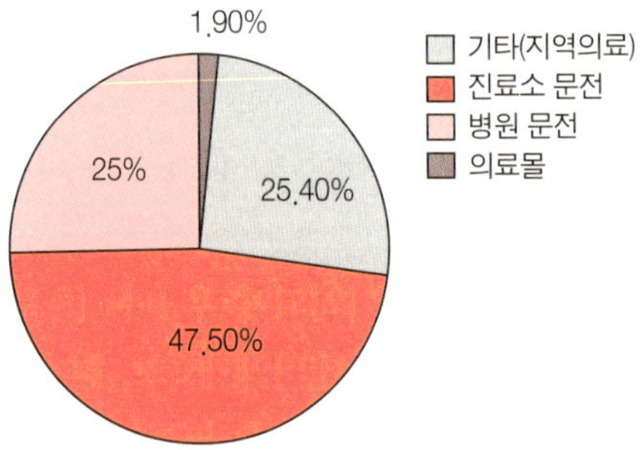

(후생노동성 보험국 의료과 「약국의 단골기능에 관계된 실태조사」, 2012년을 원점으로 작성)

그림 2-6 약국의 입지

문전약국이 생기게 된 배경은 전술한대로지만, 「환자의 불편을 이유로 처방전 발급을 꺼리는 의료기관에 대해 , 문전에 약국을 차리는 것으로써 처방전 발급의 마중물 역할이 되기를 기대한 것이 그대로 굳어져서, 처방전의 주요 수용처로서의 기능을 한 채 오늘에 이르렀다고 볼 수 있다.

이제는 지역약국에도 처방전이 들어오고, 드럭스토어도 처방전 수용에 주력하고 있다. 문전에서 지역전개로 진출하는 체인약국도 등장하는 등 점차로「자유롭게 약국을 선택하는」풍조가 확산되고 있다. 하지만 여전히 주요 수용처가 문전약국인 것은 분명하다.「의료기관의 인근에 있기 때문에, 처방발행처와 정보교환 및 커뮤니케이션이 수월하게 이뤄진다」는 의견도 있지만, 반대로 처방의사가 처방전을 중단하지 않도록」배려해야만 하는 상황도 있다.「약국이 말을 듣지 않는다」고 화난 처방의사가 인근에 별도의 약국을 유치하고, 원래의 약국에는 처방전을 주지 않는 사례도 있다.

무엇보다도 복용약의 일원관리가 가능한 지 의문이 든다. 물론 문전약국 중에도 환자정보를 수집하여 복용약의 일원관리를 하는 약국이 있는 것은 부정하지 않지만, 보통 여러 의료기관에서 진료 받게 되는 환자들의 단골약국으로서 충분히 기능할 수 있을지는 의문이다.

환자가 단골약국을 갖지 않는 이유

1 약사회는「단골약국」필요성을 강조

「단골약국」또는「단골약사」의 필요성은 이전부터 지적되어 왔다. 일본약사회를 비롯하여 도도부현(都道府県) 약사회, 또 약국 홈페이지에서도「단골약국을 이용합시다」라는 캠페인을 볼 수 있다.

그러나 단골의사와 마찬가지로 단골약국은 좀처럼 정착되지 않는 것이 현실이다. 단골약국의 정의는 명확히 규정되어 있지 않지만, 일본약사회에서는 다음과 같이 기록하고 있다.

> 현재, 전국에 약5만5,000개의 약국이 있고, 취급하는 처방전 매수는 연간 약7억5,800만장에 달합니다. 처방전을 가지고 가면 어떤 약국에서나 약을 조제해 주지만, 낯익은 약사가 있는「단골약국」을 가질 것을 추천합니다.
> 사회는 고령화가 진행되고 있고, 노인이 여러 가지 만성질환 때문에 복수의 의료기관에 통원하는 경우, 같은 약이 중복 처방되는 사례(중복투약) 등이 증가하고 있습니다. 단골약국은 지역에서 처방되는 약의 교통정리를 하여 이러한 중복처방을 해소하는데 도움이 됩니다.
>
> (일본약사회 홈페이지 『「단골약국」을 이용합시다』에서)

2 편하게 방문하는 단골약국

단골약국을 정해두면, 복수 의료기관의 처방약이나 복용하는 일반의약품의 일원관리가 가능하고, 약의 중복사용 및 상호작용에 의한 부작용 등을 미연에 방지할 수 있는 한편, 건강에 관한 상담을 언제라도 손쉽게 받을 수 있는 장점이 있다.

사실은 이 「언제라도」「손쉽게」라는 점이 중요하다. 처방약 이외의 것들도 상담할 수 있어, 결국 처방전이 없어도 편하게 들를 수 있는 약국이 되기 때문이다.

그런데 그림 2-1에 나타낸 것 같이, 국민의 90%는 약국을 「약을 조제해 받는 곳」으로 생각하면서도, 「건강 및 질병에 대한 상담」은 약 40%, 「약이나 질병 이외의 것도 편하게 상담할 수 있는 곳」으로 생각하는 비율은 16%에 불과하다.

미국의 경우, 민간보험이 중심이기 때문에 국민은 의료기관에서 편하게 진료를 받을 수 없다. 예약을 하는데 상당히 많은 시간이 걸리는 한편, 거액의 의료비가 든다. 이러한 이유로, 자신의 몸상태를 드럭스토어의 약사에게 상담하는 경우가 많다. 이것이 당연하게 된 이유는, 드럭스토어의 약사는 「언제라도」「누구라도」「손쉽게」「무료로」상담에 응해주기 때문이다. 앞에서도 말했듯이, 이것은 미국 약사가 사회적 신뢰를 받는 이유가 되기도 한다.

이러한 미국에서 「어떤 드럭스토어를 이용하고 있습니까」라고 물어보면, 「나의 드럭스토어는…」이라고 대답하는 사람이 많다. 이 경우 "나의 드럭스토어"에는 단골이라는 의미와 함께 「신뢰하고 의지한다」라는 의미도 포함되어 있다.

드럭스토어의 약사는 미소 띤 얼굴을 잃지 않고, 친근하게 상담에 응해준다, 또 환자본위의 언행을 실천한다. 일본에서는 드럭스토어가 상품판매의 이미지가 강하지만, 드럭스토어의 본토인 미국에서는 국민의 경(輕)의료를 책임지는 역할을 담당하고 있다.

3 「언제나 같은 약국을 이용하는 사람」은 30%

한편, 일본에서 단골약국의 필요성은 이전부터 강조되어 왔지만, 아직 정착되지 않고 있다. 이유는 무엇일까?

확실한 이유는 대부분의 약국이 의료기관 문전에 위치해있고 ,주거지나 직장

근처에는 적당한 약국이 존재하지 않기 때문이다. 환자는 진료시마다 의료기관 인근의 약국에서 조제를 하고, 다른 의료기관을 가게 되면 또 그 인근의 약국을 선택하는 경향이 있다.

일본약사회가 야노경제연구소에 위탁하여 실시한 「약국방문 환자를 대상으로 한 약국 이용 설문 조사」 (2011년 11월~12월)에 따르면 「언제나 같은 약국을 이용한다」의 비율은 34.8%에 불과하고 「조제와 OTC(일반용의약품)을 서로 다른 약국에서 이용한다」 41.9% 「하나로 정하고 있지 않다」 19.7% 등으로 나타났다. 이 결과는 환자들의 경향을 잘 나타내고 있다(그림 2-7).

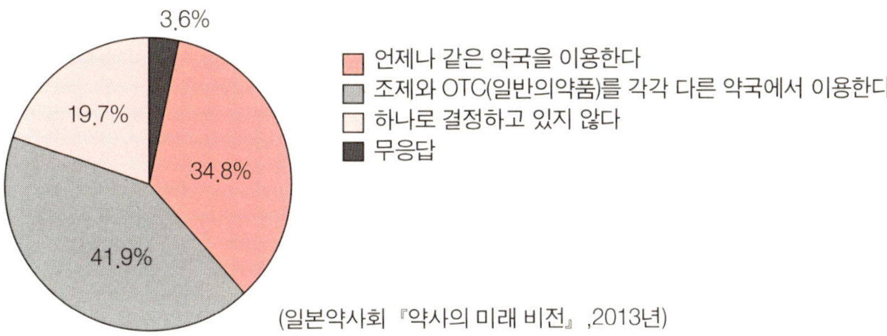

(일본약사회 『약사의 미래 비전』 ,2013년)

그림 2-7 **약국을 어떻게 이용하고 있습니까?**

● 약국도 환자도 의약분업 취지를 이해 못해

설문조사에서 유추할 수 있는 것은 환자가 「빨리 약을 받고 싶다」라는 편리성을 우선한다는 것이다. 일반의약품이나 서플리먼트를 포함하여, 복용약을 일원관리하는 구조인 의약분업의 취지를 이해하지 못한 것에 커다란 원인이 있다. 이런 환자는 「가능하면 원내에서 약을 받고 싶다」는 것이 본심일 것이다.

약사들도 문전약국 등 의료기관 인근에 위치하고 있는 것이 '어찌됐건 형편상 좋다' 라고 느끼는 경향이 있다. 약사는 조제약을 건네면서 처방약을 설명하게 되는데, 의사가 어떤 의도로 처방한 것인지 이해하는 것은 쉽지 않다. 문전이라면 항상 처방전을 받고 있기 때문에 쉽게 추측이 가능하다. 더구나 *적응외 처방 인 경우 등은 문전 이외의 약국은 판단이 어려운 면도 있다.

그러나 이것은 해당 약국 · 약사의 사정에 불과하다. 환자에게 도움이 되는 복용약 일원관리의 필요성이 빠져있다. 특정 의료기관의 처방전을 집중적으로 받고 있다면 처방 의도는 저절로 알 수 있게 된다. 그것이 면대응(面対応)약국 에서는 어려운 것은 일인 것은 당연하지만, 이때는 약사의 약학적 판단이 작용해야 한다. 아무리해도 이해가 되지 않는 경우에는 「이 처방은 이러한 의도가 있다고 생각되는데, 이렇게 판단해도 되겠습니까?」 등의 의문조회를 할 수도 있다.

어쨌든, 문전에 약국을 두고 조제를 중심으로 하는 문전약국 상황에서는, 전체를 부정하는 것은 아니지만 단골약국으로 기능하는 것은 어렵다고 말할 수 있다.

* 적응외 처방 :적응 외 처방은 국내에서 허가되지 않은 의약품을 사용, 또는 승인 된 의약품을 승인 된 효능 효과 이외의 목적으로 사용하기위해 만든 처방이다.

* 면대응(面対応)약국(지역약국):일본 조제약국3가지형태중 하나.
일본조제약국의 형태는
1. 문전약국:대형 종합병원 앞에있는약국
2. 면대응약국:특정의료기관에 의존하지 않고 거리나 역근처등 환자가 편리한 장소에 위치, 문전약국만큼 전문적이지는 않지만 전문의약품을 보관하고 처방전에 대응하며 가벼운 건강상담을 하는등 환자의 접근성이 높은 편한 분위기의 약국형태
3. 메디칼센타(의료몰)형 약국:여러 의료기관이 모여있는 상가에 입점해있는 약국

약국 약사는 「의료 담당자」로서 인식되고 있는가

1 변화된 법률 및 교육제도

약국을 방문하는 환자에게 약사는 어떻게 보일까. 일반적으로 「약을 조제하여 건네주는 사람」의 이미지가 강하지 않을까.

1992년 제2차 의료법 개정에서 약사가 「의료 담당자」로 규정되었다. 2006년부터는 기존의 신약개발중심 에서 임상약학 중심의 약학교육 6년제가 도입되었다.

법률상에서도 또 약사를 양성하는 교육면에서도 약사는 "의료인"인 것이 명확해 졌지만, 국민이나 환자의 인식은 그다지 변하지 않은 것 같다.

의료법에서 약사가 의료 담당자로 규정된 지 23년, 약학 6년제 도입은 9년이 경과했지만, 환자의 인식은 「조제를 하는 사람」의 수준에서 변화하지 않은 것

같다. 전술한 대로 일본약사회가 실시한 국민 설문조사의 결과에서도 약국은 「약을 건네는 곳」이라는 회답이 많았다. 즉 약사업무가 조제편중에서 벗어나지 못한 채 시간만 흘러온 것이다.

2 약국개설자의 의식개혁도 중요

약사상이 이같이 형성되어 버린 것이 「조제업무로 바쁘다」「약사가 부족하다」라는 근무환경 때문이라고 한다면, 약사 개인의 노력만으로는 한계가 있는 것도 사실이다. 젊은 세대의 약사들은 높은 모티베이션을 가지고 있고, 또, 사회공헌 의식이 높은 약사도 적지 않다. 그러나 실제로 약국에 취직해 보면 그 환경이 정비되어 있지 않기 때문에 점차 주위 상황에 젖어들어, 높은 의식이나 의욕이 어느새 흐려지기도 한다.

여기서 중요한 것이 '약국개설자의 의식' 이다. 약사부족이 약사업무를 조제에 매이게 하여, 본래 업무인 환자케어에 전념할 수 없는 원인이 되고 있다. 일본에서는 인정되지 않는 테크니션제도에 대해서는 업계 전체적인 논의가 필요하겠지만, 우선 약국에서는 자동 기계화를 통해 약사 부담을 줄이는 체제를 정비해야 할 필요가 있다.

제 언 3

약사에 대한 이미지를 변화하자

의식을 변화시키자

1 약사 자신이 변해야 한다

환자 · 국민에게 단골약국으로 인식되기 위해서는 실제로 서비스를 제공하는 약사가 변화하는 것이 중요하다. 이때 가장 중요한 것은 의료법상에 약사가 규정된 것이나 약학교육 6년제가 도입된 것을 계기로, 약사 자신의 의식이 변화해 왔는가의 문제다

일본의 제도 개정은 대개 현장에서 축적된 것이 아니라, 상의하달(上意下達)의 방법으로 이루어져 왔다. 그 때문에 현장의 의식이 제도개정을 쫓아가지 못하고 단순한 짜맞추기에 그치는 경향이 있다. 예를 들면, 조제수가 청구에서도 점수의 취지를 생각하고 실천하기 보다는 산정요건을 만족하는 것에 급급해 보인다. 대형 드럭스토어의 약력미기재 사건은 그 전형이라고 할 수 있는데, 세간에서는 이를 빙산의 일각으로 보는 경향도 적지 않다. 의식개혁과 행동내용은 긴급히 해결해야 할 과제이다.

2 자기변혁에 용기를 내자

의식개혁과 행동변화라는 과제해결을 위해서는, 약사 자신이 지역사회에 공헌하기 위해 무엇을 할 수 있느냐는 관점을 요구한다.해외로 눈을 돌려 약사와 환자의 관계, 사회적인 평가 등을 피부로 느끼는 것이 효과적인데, 국내에서도 선진 약국을 시찰하거나 학회 등의 참가로 의식이 변화하기도 한다. 또, 약국 문을 닫는 시간대를 이용하여 일상업무 시간에는 할 수 없는 환자의 고민상담 모임, 건강문제 강습회 등을 기획하는 방법도 있다.

중요한 것은 시대가 요구하는 약사가 되기 위한 자기변혁이며, 자기변혁에 필

요한 것은 현실에서 한 걸음 내딛는 작은 용기이다.

이상을 추구하자

1 차세대를 겨냥한 능력 배양

앞으로 키워가야 할 능력은「처방검수 능력」「카운슬링 능력」등이다. 현장에서 일하는 약사는 미래 약사상에 비추어, 무엇을 익혀 두어야 하는지 충분히 잘 알고 있을 것이다. 일본약사회『약사의 미래 비전』의 약국약사 설문 결과를 보면, 앞에 말한 능력 이외에도「정보수집 · 처리능력」「리스크 매니지먼트 능력」「커뮤니케이션 능력」등이 상위를 차지하였다(그림 2-8).

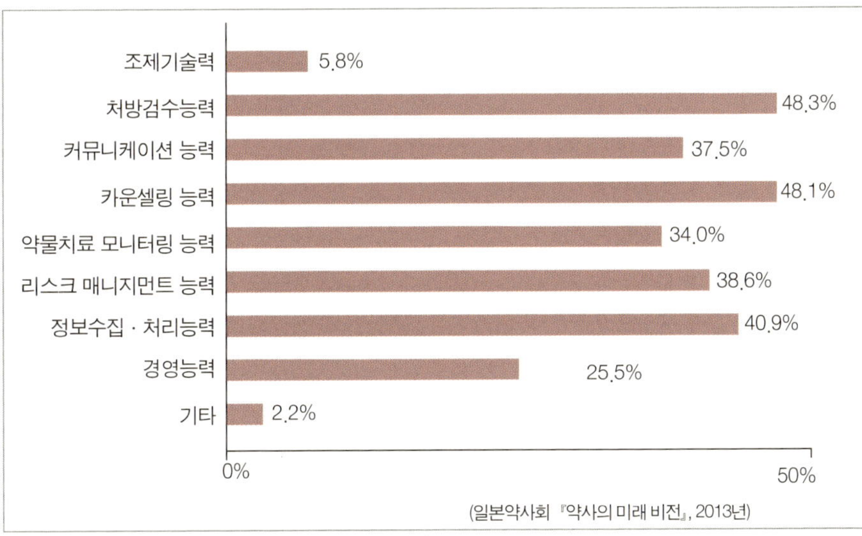

그림 2-8 **앞으로 키워가고 싶은 능력은 무엇입니까**

조제업무가「조제(調劑, 調製)」와「용법지시」단계에 머물렀던 제1세대에서 오늘날에는 카운셀링, 모니터링, 다업종 제휴 등 복잡화, 고도화된 제5세대(표2-1 참조)로 변화하고 있다. 약제를 중심으로 한「대물업무」에서 환자를 중심으로 하는「대인업무」중시로 진화하고 있는 것이다.

앞으로 리필처방전제도나 일본형 *CDTM 도입이 실현되면, 약사의「대인업무」는 중요성을 더해갈 것이다. 이 조짐은 특정간호사제도 도입과 관련, 구체적인 연수방식이 논의 되고 있는 것에서도 짐작할 수 있다.

조제실 작업은 기계화나 테크니션이 담당하고, 약사의 주요 업무는 조제실 밖에서 이루어지는 시대가 될 것으로 예상된다. ICT 의 진보는 의료 · 개호->간호 관계 직종, 환자, 보험자 등의 정보공유와 활용을 촉진시킬 것이다. 동시에 저비용으로 얼마나 양질의 서비스를 제공할 수 있는가라는 비용 대비 효과도 꼼꼼히 조사하게 될 것이다.

제5세대 조제업무에서 제6세대, 제7세대로의 이행도 그리 멀지 않은 시기에 실현될 것으로 보인다. 그렇지 않고는 초고령사회에서 헬스케어니즈를 반영하는 것은 불가능하다.

문제는 「바람직한 모습」과 「현재의 모습」의 괴리가 여전히 크다는 것이다. 현장에는 제5세대는커녕, 제3세대 수준에 머물러 있는 경우도 흔히 보인다. 이것이 현시점에서 실시해야 하는 업무조차 소홀히 하여 사회의 지탄을 받는 결과를 초래하고 있다.

약사 자신의 능력향상을 포함하여, 약국내 또는 지역, 전국 단위의 약사교육연수체제를 충실화하고 차세대를 겨냥한 새로운 능력 배양에 노력해야 할 것이다.

*CDTM: Collaborative Drug Therapy Management 공동 약물 치료 관리

2 세계표준 약사상 「The Seven-Star Pharmacist」

WHO(세계보건기구)는 1997년에 『The role of pharmacist in the health care system』이라는 보고서를 제출하였다. 약사가 보건의료에서 담당하는 역할과 그를 위해 필요한 직능개발에 대한 제언을 정리한 것이다.

이 보고서에서는 현재 그리고 미래의 약사가 담당해야 하는 7가지 역할을 제시하였다. ① 케어의 제공자(Care-giver), ② 의사결정자(Decision-maker), ③ 전달자(Communicator), ④ 지도자(Leader), ⑤ 관리자(Manager), ⑥ 생애학습자(Life-long-learner), ⑦ 교육자(Teacher) 등이다. 이들 역할을 모든 약사가 이행해야 하며, 직능개발을 통하여 지식, 기능, 태도를 몸에 익혀, 자신이 놓인 입장, 직무 영역 안에서 실천하도록 하고 있다. 또 2006년에 WHO와 FIP(국제약

사 · 약학연합)가 공동으로 편찬한 입문서 『Developing pharmacy practice』에서는 약사의 역할 7가지에 「연구자」 (Researcher)를 추가하였다. 이를 총칭하여 「The Seven-star Pharmacist」라고 하는데, 이로써 현재 약사에게 요구되는 역할은 8가지가 되었다.

WHO는 세계 각국 약사의 상황 차이를 감안하여 최대공약수로서 이들 역할을 제시하고 있다. 「어딘가에 있는 나라의 약사에게 요구되는 것」이 아니라, 세계 여러나라 뿐 아니라 일본의 약사에게도 각각의 장소와 각각의 환경에 대응하여 요구되는 역할 이라는 것을 의식 하기 바란다.

미국약사가 존경받는 이유를 살펴보자

1 이미지를 쌓아가는 미국 약사

미국의 약사들은 「자신들의 역할은 약물요법을 통하여 사람들의 생활의 질을 높이는 "Quality of Life"를 향상시키는 것」이라는 생각이 강하다. 이른바 파마슈티컬 케어의 실천을 통해 사회에 크게 공헌하겠다는 생각인데, 이러한 의식이 주위로부터 높은 평가를 받게 하고, 또 오랜 기간 신뢰받는 직업 상위에 오르게 하는 원인인 것은 분명하다.

민간의료보험 중심의 미국과 공적보험제도에 의한 국민개보험을 시행하는 일본은 제도나 국민의식이 확실히 크게 다르기 때문에 단순한 비교는 불가능하다. 그러나 중요한 것 은 이같은 약사에 대한 높은 평가는 외부에서 부여한 것이 아니라 스스로가 구축해 온 결과라는 점이다.

2 현실에 안주하면 변화는 없다

일본에서도 환자와 양호한 관계를 쌓고 일본인 특유의 세심한 복약지도나 어드바이스를 실천하는 약사도 있다. 하지만, 모든 환자가 동일한 대우를 받고 있다고 말하기는 어려운 것이 현실이다.

일본 약사는 조제업무에 바빠서, 「조제 이외의 상담에 응대할 시간이 없다」는 것이 근무현장의 실정이라는 것은 잘 안다. 그러나 대부분의 약사가 「시간적으로도 체계적으로 여유가 없기 때문에 방법이 없다」고 생각한다면 약사에 대한 국민 · 환자의 인식은 바뀌지 않을 것이다.

의료자와 환자의 깊은 틈을 메우자

1 많은 환자 중에 한 명으로 취급하지 말자

최근, 의료는 의료인과 환자의 협동을 통해 이루어진다는 사고방식이 확산되고 있다. 이를 부정하는 것은 아니지만, 의료인과 환자는 인식 기반에 커다란 차이가 있다(표2-8). 약사로서 환자와 접하는 일은 지극히 일상적인 일이지만, 환자의 입장에서는 의료기관에서 진료 받고 약국에서 조제하는 것이 일상적인 일은 아니다.

약사에게 환자는 「일로 접하는 많은 환자 중에 한 명」이지만, 환자는 "특별한 존재"로서 취급받고 싶은 마음이 있다. 다시 말하면 약사는 전문지식을 갖춘 건강인이고, 환자는 불편이나 질병을 안고 어쩔 수 없이 약국에 온 약자이다.

이 같은 의료인과 환자의 차이를 감안하고 환자의 특성을 고려하면서, 협동하여 치료에 임하는 노력이 필요하다.

표 2-8 **의료인과 환자의 큰 차이**

의료인		환자
일상	⇔	비일상
객관	⇔	주관
진료한다 · 간호한다	⇔	느낀다
불특정다수	⇔	개별성(특별한 존재)

2 환자가 불쾌하다고 생각하는 이유를 이해하자

그러나, 약국의 접수창구에서 불쾌하다는 생각을 했다라는 환자가 적지 않다. 주위 사람들에게도 들리는 큰 목소리로 「오늘은 어떠셨습니까?」라고 말하는 등 사생활보호나 배려가 없는 약사를 만났을 때이다. 정신과나 부인과에서 진료받은 내용 등, 타인에게는 절대로 알리고 싶지 않은 것들을 아무렇지 않게 말하기도 한다.

또, 조제한 약에 대해서 약사가 약학 지식을 자랑해보이듯이 금기 및 부작용을 신나게 말한 탓에 환자가 두려움에 복약을 중단하는 사례도 있다. 남은약이 있는 환자에게 「왜 복용하지 않았습니까」라고 닫힌 질문을 하기보다는 「복약할 때 곤란한 점이 있었습니까」 등 열린 질문을 하는 훈련이 필요하다. 약을 제대로 복용하지 않아서 생기는 폐해와 복약에 의한 유익성을 납득할 수 있게 설명하면 환자의 의식은 바뀔 수 있다.

한 명 한 명 환자에 대한 약물치료의 개별최적화를 염두에 두고, 환자의 복약케어에 임하는 것이 약사의 임무이며, 그것이 파마슈티컬 케어의 실천인 것을 명심해야 한다.

3 환자도 변화하고 있다는 것을 인식하자

*NPO법인 「사사에아이의료인권센터 COML」은 "현명한 환자가 되십시오"라며, 환자가 자립 · 성숙하여 주체적으로 의료에 참여할 것을 제창한다. 이러한 COML의 보고에 따르면, 최근 20년간 환자의식은 크게 변화하여, 의사나 약사에게 모든 것을 위탁하는 「위임의료」를 희망하는 환자는 격감하고, 사전동의(informed consent)를 비롯한, 환자측의 권리의식이 강해지고 있다고 지적한다. 이러한 흐름을 볼 때, 의료인인 약사자신의 의식개혁이 필요하다. 이 흐름에 어떻게 대응하느냐가 신뢰받는 약사가 되는 첫걸음이기도 하다.

* NPO법인Non-Profit Organization(비영리민간단체)

4 「국가의 방침이라서」라는 말은 입에 담지 말자

조제수가 개정으로 일부 부담금이 변화했을 때에도 불쾌함을 느낀 환자는 적지 않았다. 2010년 진료수가 개정에서 의료기관이나 약국은 영수증과 함께 항목별로 기재된 명세서를 발행할 것이 의무화되었다. 명세서를 보면 기준조제 가산, 제네릭의약품 조제 체제 가산, 약력관리료 등의 점수를 알 수 있기 때문에 「이 점수는 이해가 되지 않는다」 등의 이의제기를 하는 일도 적지 않았다.

이 때 최악의 대응은 「국가의 방침이라서」 「이번에 이렇게 결정되었기 때문에」라는 대답이다. 조제수가에 담긴 항목의 취지, 약국의 체제 등을 설명하고 무엇 때문에 설정된 항목인지 그것이 환자에게 어떠한 장점이 있는지를 확실히 설명하지 않으면 특히 돈에 얽힌 불신은 해소되지 않는다.

약국에서는 명세서 발행의 의의와 각 항목에 대한 설명을 잘 보이는 장소에 게시하는 한편, 약사뿐만 아니라 사무직원도 확실히 설명할 수 있도록 평소에 미리 훈련해 둘 필요가 있다.

3 보험의료와 조제 비지니스

1990년대 후반부터 시작된 조제의 "비지니스"화

공적자금으로 운영되는 보험조제를 "조제 비지니스"로 표현하는 것에 위화감을 느끼는 사람도 적지 않을 것이다. 일본 의료제공체제의 기본을 정한 의료법에는 병원이나 진료소와 관련하여 「의료의 비영리성」을 정한 규정이 있기 때문에, 영리법인에 의한 병원, 진료소의 개설은 사실상 불가능하다.

한편, 약국은 의료법에 「의료제공시설」로 정해져 있기는 하지만, 개설요건은 「의약품 의료기기 등의 품질, 유효성 및 안전성 확보 등에 관한 법률」(이하, 본서에서는 '약기법' 으로 표기)에 위임하고 있고, 거기에는 비영리성의 규정은 없다. 이는 해외의 약국도 마찬가지로, 약사 이외의 자의 개설제한이나 체인사업 금지, 인구에 따른 약국수 등의 규제는 있지만, 기본적으로 비영리성에 관한 규정은 없다.

약국에 대한 규제는 특히 유럽이 엄격하며 미국과 같은 신대륙은 느슨한 편인데, 이는 약국이나 약사의 역사, 국민성의 차이 등이 작용했기 때문일 것이다.

"조제약국"의 탄생 그리고 체인화

일본에서 보험조제가 비즈니스로서 인식된 것은 분업원년 이후이다.

그 이전에는 보험조제가 비즈니스가 된다는 것은 상상도 할 수 없었다. 일본 "조제약국"의 효시는 1964년에 개설된 미즈노조제약국(도쿄 · 혼고, 現 미즈노약국)이다. 당시에는 약국 간의 거리를 제한하는 「약국 거리제한 조례」가 있었기 때문에, 보통의 약국은 개설이 인정되지 않았다. 하지만 조제약국은 예외적으로 「상품판매와 분리한다」는 조건부로 허가하였다.

그 후 후생성(당시)이 의약분업추진책을 적극적으로 시행한 경위도 있어, 처방전 발행이 급속도로 늘어난 것은 앞에서도 설명하였다. 「조제가 비즈니스가 된다」는 발상은 실제로 이 시기에 탄생하였다. 많은 체인약국이 생겨나 다점포 속에서 점유율을 확대해 온 것은 조제를 비즈니스로 성공시킨 결과임에 틀림 없다.

최근에는 드럭스토어도 조제분야에 진출하여, 상품판매 부진을 조제사업으로 메우는 곳도 생겨났다. 드럭스토어가 조제분야에 참여하게 된 것은 의약품판매 규제완화 등으로 경쟁이 심화되었기 때문으로, 새로운 수익원을 조제에서 찾으려는 의도이다.

드럭스토어는 타업종과 경쟁에서 우위에 서는 전략의 하나로 조제분야의 진출을 선택했고, 최근에는 재택의료 및 재택개호분야까지 진출하는 경향도 보인다. 환자에게는 의료 및 개호서비스의 선택지가 넓어져 오히려 환영할 만한 일일 것이다. 이것도 어찌 보면 조제 비지니스화의 일환으로 생각할 수 있다.

주식회사의 보험조제에는 자기규제가 필요

문제는 보험조제를 하고 받는 대가의 자원이 국민의 세금이나 보험금으로 지불되는 공적자금이라는 것이다. 공적자금이라면 그 수익은 공공으로 환원되어야 하며, 주식회사의 경우는 이익을 주주에게 환원할 의무가 있다.

주식회사는 이익을 추구하는 것이 목적이며, 이것은 단순한 '돈벌이'와는 다르다. 회사가 존속하기 위해서는 사회에 도움이 되는 상품이나 서비스를 생산하고, 이로써 얻은 이익으로 급여를 지불하며, 계속해서 상품이나 서비스를 제공하기 위해서 투자를 해야 한다.

그런데 약국의 경우, 주식회사가 의료보험제도라는 사회보장제도의 틀 안에서 사업을 운영한다는 이유로 어떠한 제약을 할 수 없는 것이 현실이다.

만약 일정의 제약을 둔다면, 그것은 법적 책임이라기보다도 오히려 도의적 책임이라는 애매한 제약이 될 수 있다. 결국, 경영자의 도덕적 책임에 위임하고 있는 셈이다.

일반적으로 공적자금에 의거한 기업에 그에 상응하는 도덕적 책임, 자기규제를 요구하는 것은 자연스러운 일이다. 경영자는 이러한 국민감정을 의식하여 절도 있는 경영을 해야 할 것이다.

의료제공시설과 주식회사

약국은 2006년 제5차 의료법개정을 통해 의료제공시설로 규정되었다. 그때까지 약국은 의료법에 규정되지 않았었다. 그렇다면 그 당시 약국에 대한 인식은 어떠했을까?

1992년 4월 17일 중의원 후생위원회에서 아미오카 유우 위원(중의원 의원 · 고인)이 한 질문에 정부위원(후루이치 케이지 후생성 건강정책과장 · 당시)이 답변한 내용을 보면, 그 당시의 인식을 엿볼 수 있다.

> **후루이치 정부위원** 이번에 약국이 의료정보를 제공하는 시설로서 규정되지 않았습니다만, 의료법은 앞에서도 말씀드린 것처럼 기본적으로는 의사, 치과의사 및 조산부가 그 업무를 하는 장소라는 것을 규제하는 법률입니다. 이념규정과 관련, 의료를 제공하는 시설 규정에는 '의사 및 치과의사가 의업 또는 치과의업을 하는 시설로서, 병원, 진료소 또는 노인보건법에서 노인에게 필요한 의료를 실시할 취지를 규정한 노인보건시설'이라는 것을 예시하고 있습니다.
> 이번 지적하신 약국과 관련해서는, 그 자체가 단독으로 환자에 대해 질병의 예방, 치료, 리허빌리테이션(Rehabilitation 사회복귀를 위한 종합적인 치료와 훈련) 등의 급여를 실시하는 것은 아니기 때문에 이 개정안의 견해에 따르면 약국은 의료를 제공하는 시설에는 포함되지 않는다는 판단을 한 것입니다.
>
> (중략)
>
> **후루이치 정부위원** 앞의 문제와 관련, 약국이 의료에 차지하는 비중이 상당히 크다는 것을 이유로 의료법에 규정되어야 하지 않느냐는 질문을 하셨습니다.
> 선생님도 언급하신 것처럼, 좀 전에 말씀드린 문제에 부가하자면 의료시설이라는 것은 현재 비영리를 원칙으로 관철되고 있습니다만, 약국이 실시하고 있는 것에는 영리도 포함되어 있기 때문에 조금 규정하기 어려운 사정이 있습니다. 이러한 관점에서, '약사법 제2조에 약국이 정의되고, 그 나름의 위치가 규정되어 있다' 라는 이해 하에 법이 성립된 것입니다.

후루이치 정부위원의 요점은 ① 약국은 단독으로 환자에게 질병의 예방, 치료, 리허빌리테이션 등의 급여를 실시하는 시설은 아니다. ② 의료시설은 비영리가 원칙이며, 영리가 포함된 약국은 의료시설로 규정하기 어렵다는 것이다.

당시의 의약분업률이 14.1%에 불과하고 현재와 같이 확산되지 않았기 때문인지 모르겠지만, 약국은 의료법에 어울리지 않는다고 인식된 것 같다. 또, 약국의 소관은 후생성 약무국(당시)이고, 의료기관의 소관은 건강정책국으로 구분되어 있었기 때문인 측면도 부정할 수는 없다.

그랬던 것이 14년 후인 2006년 제5차 의료법을 통해 '약국이 「의료제공시설」'로 규정되었다. 여기서 주목할 것은 의료법에서 일부러 「조제를 실시하는 약국」이라는 조건을 붙인 점이다. 그해 의약분업률은 55.8%까지 확산되었고 약국이 외래 약물치료에 확실히 일익을 담당한다고 판단되었을 것이다. 참고로 과거 의료법 개정의 개요는 표2-9와 같다.

표 2-9 **의료법개정의 주요 항목**

	내용
의료법제정(1948년)	· 의료수준을 확보하기 위해 병원의 시설기준 등을 정비
제1차 개정 (1985년 성립 · 1986년 시행)	· 의료계획을 도입 · 2차 의료권별 필요 병상수를 설정
제2차 개정 (1992년 성립 · 1993년 시행)	· 「요양형 병상군」「특정기능병원」을 제도화 **· 약사가 의료 담당자로 변경**
제3차 개정 (1997년 성립 · 1998년 시행)	· 「지역의료지원병원」의 제도화 · 의료계획 충실화 **· 의료계획에서 의약분업을 임의적 기재사항에 포함**
제4차 개정 (2000년 성립 · 2001년 시행)	· 「기타 병상」을 「일반병상」과 「요양병상」 두 가지로 구분 · 광고규제의 완화, 의사 임상연수제도의 필수화(2004년 실시) · 의료계획의 재검토
제5차 개정 (2005년 성립 · 2007년 시행)	· 환자 등에 대한 의료정보 제공제도 창설 · 뇌졸중, 암, 소아구급의료 등의 의료제휴체제 규정 · 사회의료법인의 창설 등 의료법인제도 재검토 **· 조제를 실시하는 약국을 의료제공시설로 규정** · 의료계획의 재검토
제6차 개정 (2014년 성립 · 2014년 시행)	① 병상의 기능분화 · 제휴 추진 ⇒ 병상기능보고제도와 지역의료구상의 책정 ② 재택의료의 추진 ③ 특정기능병원 인증에 갱신제 도입 ④ 의사 · 간호직원 확보 대책 ⑤의료기관의 근무환경 개선 ⑥의료사고에 관계된 조사시스템 등의 정비 ⑦임상연구의 추진 ⑧의료법인제도의 재검토

조제포인트의 위험성

1 후생성의 애매한 자세가 혼란 불러

「보험조제의 일부부담금에 포인트를 주는 서비스가 환자의 일부부담 감면에 해당하는가?」. 2010년 가을에 시작된 「조제포인트 문제」는 지금도 논란이 이어지고 있다(표 2-10).

표 2-10 조제포인트에 관한 지금까지의 경위

2010년 10월	유통잡지에 「포인트 허용」 기사 게재
2010년 11월	후지이 모토유키 참원의원이 질문주의서 「포인트는 가격인하에 해당 하는가」 내각부 답변서 「인하라고 생각하기 어렵다. 위법이라고 할 수 없다」
2010년 12월	행정쇄신회의 「조제포인트를 줄 여유가 있다면 기본료 인하를」
2011년 1월	후생성 과장(課長) 통지 (通知)발표(保醫發0119제2호)
2011년 1월	일본체인드럭스토어협회(JACDS)가 회원에게 자숙 요청
2011년 2월	공정거래위원회가 JACDS의 요청을 부당하다고 철회명령 「단체가 회원기업의 사업을 제한할 수 없다」 JACDS는 앞선 자숙 요청을 철회
2011년 11월	중의협이 포인트 금지, 「보험약국 및 보험약사 요양담당규칙」 개정 결의
2012년 1월	후생성의 의견공모에 규제반대가 다수
2012년 4월	「보험의료기관 및 보험의료요양 담당 규칙」 개정을 4월에서 10월로 연기
2012년 9월	후생성이 과장 통지를 재발표(保醫發0194제1호)
2012년 10월	후생성, 담당규칙 개정 「조제포인트는 금지, 신용카드는 OK」 그러나 신용카드의 취급 검토를 이유로 지도 연기를 결정. 이후 오늘날까지 방치

조제포인트는 처방전 환자의 일부부담금에 대략 100엔당 1포인트(1%에 해당)를 부여하는 방식으로, 쌓은 포인트로 일부부담금을 할인해주는 것은 아니지만 포인트를 조제 이외의 상품 구입에 사용할 수는 있다.

후생노동성은 일단은 요양담당규칙을 개정(표2-11)하여 매듭을 지으려 하였으나, 각사가 발행하는 포인트카드는 금지하는 한편, 신용카드 포인트는 용인했기 때문에 드럭스토어 등이 「법의 평등성으로 볼 때, 용인할 수 없다. 포인트 부여를 금지하면 소송하겠다」고 반발했고, 그것이 오늘날까지 이어지고 있다.

· 점포의 포인트와 신용카드회사의 포인트는 개념이 다르다

점포 전용의 포인트는 손님이 점포에 지불하는 금액을 기본으로 하는 직접적인 가격인하이다. 이에 비해 신용카드 포인트는 신용카드회사가 손님을 대신하여 점포에 돈을 지불하고, 손님이 점포에 지불해야 하는 금액과 신용카드회사가 점포에 지불하는 금액의 차이(수수료)를 기본으로 하여 신용카드회사가 신용카드 이용고객에게 부여하는 것이다(그림 2-9). 손님은 물건을 산 것에 대한 보답으로 점포로부터 포인트를 받는 것과 신용카드를 이용한 보답으로 신용카드회사로부터 포인트를 받는 것의 차이가 있다. 조제포인트를 둘러싼 해석의 차이는 양자를 동일시함에 따라 생긴 것으로, 이 점에 대해서는 그다지 논의되지 않았다.

표 2-11 **보험약국 및 보험약사 요양담당규칙(경제상의 이익 제공에 의한 유인 금지)**

제2조 3의 2 보험약국은, 환자에게 제4조 규정에 의해 수령하는 비용의 액수에 따라서 해당 보험약국에서 구입하는 상품의 금액을 인하해 주거나 기타 건강보험사업의 건전한 운영을 훼손할 우려가 있는 경제 상의 이익을 제공함으로써 해당 환자가 자신의 보험약국에서 조제하도록 유인해서는 안 된다.

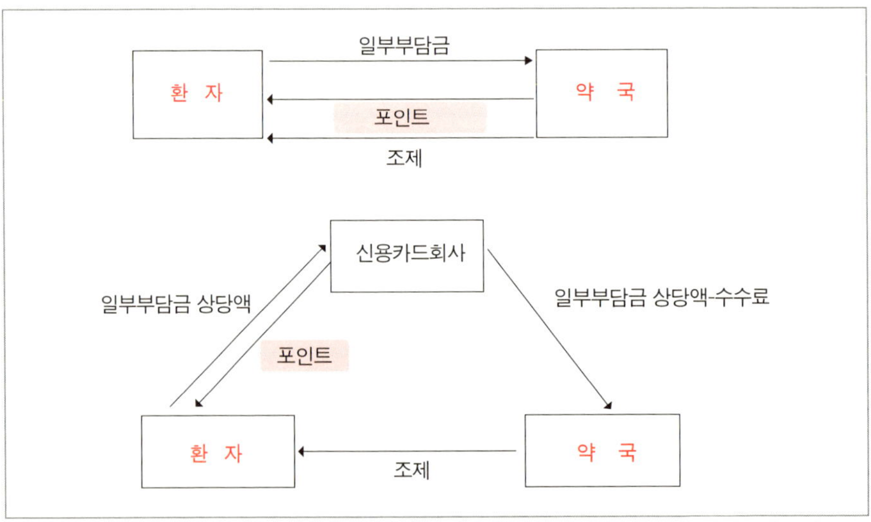

그림 2-9 **약국의 「조제포인트」와 신용카드회사의 포인트 차이**

· 환자의 일부부담금 감면은 인정되지 않아

건강보험법 제74조의 2에서는「보험의료기관 또는 보험약국은 정해진 금액의 일부부담금을 받도록 한다」고 정하고 있고, 동법 제75조의 2에서는「특별한 사정이 있는 사람을 제외하고는 일부부담금을 감액하는 것은 인정되지 않는다」라고 하고 있다.

또, 보험의료기관이나 보험약국이 보험의료 · 보험조제를 하는데 지켜야할 기본적인 사항을 규정한「보험의료기관 및 보험의 요양담당규칙」제5조,「보험약국 및 보험약사요양담당규칙」제4조에서도 일부부담금의 징수의무를 정하고 있다. 결국, 보험조제는 의료보험을 사용한 공정가격의 공공 서비스의 개념이며, 사정이 없는 한 일부부담금의 감액은 인정하지 않게 되었다.

그러나 2010년 여름경부터 대형 드럭스토어의 일부가 보험조제의 일부부담금에 포인트를 부여하는 서비스를 시작하였고 , 또 11월 들어서 후생성이 매스컴이나 드럭스토어의 문의에 대해서「조제와 관련, 의약품대금 지불에 대한 포인트 부여에 대하여 제한사항은 없다」(보험국의료과)라고 대답함으로써 단숨에 확대되었다.

여기에 주석을 달자면,「후생성이 포인트부여에 대하여 판단한 것이나 통지를 발표한 것이 아니라, 규제할 법령이 없다」는 것이다. 다만, 후생성은「환자가 보험조제로 지불하는 일부부담금을 할인하는 것이나, 다음 번의 일부부담금을 감면하는 것은 인정하지 않는다」라는 입장이다. 이는 보험조제도 일부부담금의 감액으로 연결되지 않는 범위라면, 다른 상품판매와 마찬가지로 판매촉진방법으로서 포인트를 활용하는 것이 가능하다는 해석이다.

이에 대해 일본약사회나 일본보험약국협회는「보험조제의 일부부담금을 지불할 때, 포인트를 충당하여 감면하는 것은 물론, 일부부담금의 지불분을 포인트 부여의 대상으로 하는 것은 인정할 수 없다」고 반발하였다.

이러한 경위를 토대로, 후생성은「보험의료기관 및 보험의료요양담당규칙」,「보험약국 및 보험약사요양담당규칙」을 개정하여 포인트 금지를 주장했지만, 이에 부수적으로 발표된 보험국 의료과장 통지에서는 신용카드의 취급을 애매하게 규정하였기(표2-12) 때문에 사실상 방임상태가 되었다.

표2-12 후생노동성 보험국 의료과장 통지(2012년 9월 14일, 保醫發0914제1호)

> **「보험의료기관 및 보험의료담당자 규칙」및「보험약국 및 보험약사요양담당규칙」의 일부개정에 따른 사실상의 유의사항에 대하여**
>
> 「보험의료기관 및 보험의료담당자 규칙」및「보험약국 및 보험약사요양담당규칙」의 일부를 개정하는 성령(2012년 후생노동성령 제26호)이 공표되어, 2012년 10월 1일부터 적용됩니다. 본 개정의 취지는 다음과 같으므로, 그 취급에 실수가 없도록 귀관 하의 보험의료기관 및 보험약국에 철저하게 주지시키기 바랍니다.
>
> 기록
>
> 본 개정은 보험약국에서 조제 일부부담금에 포인트를 부여하는 사례가 인정됨에 따라 다음의 견해를 토대로, 일부부담금 등을 수령할 때 오로지 포인트의 부여 및 그 환원을 목적으로 하는 포인트 카드에 대해서는 포인트의 부여를 인정하지 않는 것을 원칙으로 한다.
>
> · 보험조제 등에서 조제료 및 약가는 중의협의 논의를 거쳐 공정(公定)된다. 이에 대해 포인트와 같은 부가가치를 부여하는 것은 의료보험제도에 걸맞지 않다.
>
> · 환자가 보험약국 등을 선택할 때에는 보험약국 등이 친절하고 정중하게 보험조제 등을 담당하고, 보험약사 등이 조제, 약학적 관리 및 복약지도의 질을 높여야 하는 것이 마땅하다. 적절한 건강보험사업의 운영의 관점에서 포인트의 제공 등에 의지해서는 안 된다.
>
> 다만, 현금과 같은 지불기능을 가진 신용카드 및 일정한 범용성이 있는 전자머니로 지불하여 생기는 포인트는 이들 카드가 환자의 지불 편리성 향상을 위한 것으로 판단되면, 당면 부득이한 사유로 인정하기로 하는데, 그 취지에 대해서는 연도 내를 목표로 지속적으로 검토하기로 하였으므로 유의바랍니다.

· 상품보다 높은 포인트가 붙는 것이 매력

일반적으로「포인트는 고객유인의 결정적인 수단이 되지 않는다」고 하지만, 보험조제의 경우 1~3개월의 장기 처방이 많은 만성질환환자는 자연히 본인부담도 커진다. 1회 의료비가 1만엔이면 일부부담금은 3,000엔(30% 부담)이며, 30포인트가 붙는다. 최근 경제상황을 고려할 때, 쌓인 포인트를 다른 물품구매에 사용할 수 있다는 것은 매력적인 일이다.

조제포인트 제도를 실시하는 드럭스토어에서는「포인트제도가 *면(面)분업 촉진에도 기여하는 부분이 있다. 후생성은 면분업을 저해하는 것인가」라고 반발하기도 하였다.

* 면분업은 처방전이 병의원 앞에 있는 문전약국으로 몰리지 않고 지역의 약국으로 고루 분산되어 하나의 면을 이루는 것을 말함. 처방전이 문전약국으로 바로 가는 것을 선(線)분업이라고 함).

2 조제포인트는 수가인하의 구실이 되기도

한편, 조제포인트 소동이 생각지도 못한 곳에 불똥이 튀는 결과도 초래하였다. 2011년 1월 정부의 규제 · 제도개혁 분과회의 *워킹그룹이 「중간정리」에서 , 조제수가 중 40점과 24점(모두 당시)이 된 조제기본료의 인하를 요구한 것이다. 이 의견은 중앙사회보험의료협의회에서 「합리적인 근거가 없다」고 부정하였지만, 「약국은 경영적으로 여유가 있기 때문에 포인트를 주고 있다」고 본 것은 틀림없다.

또, 최근 들어 일부 치과의원에서 포인트를 부여하는 사례도 생겼다. 치과의 경우는 비급여 진료부분으로 한정하고 있지만, 이것이 과열되어 보험진료까지 파급되면 문제는 재연된다.

지금까지 살펴본 것과 같이 조제의 일부부담금에 대한 포인트 부여는 아직도 공공연히 행해지고 있다.

기업이 포인트를 부여하는 목적은 고객 유인이며, 이용자에게도 쇼핑으로 쌓은 포인트를 물건이나 서비스로 환원할 수 있는 장점이 있다. 조제포인트의 경우, 시행하고 있는 곳에서는 쌓은 포인트를 일부부담금 지불에 사용하게 하고 있지 않기 때문에 「감면에는 해당하지 않는다」는 논리를 펴지만, 반대파는 「다른 상품이나 서비스를 받을 수 있는 것은 간접적인 감면에 해당한다」고 달리 생각한다. 현시점에서는 지극히 *그레이존(gray zone) 문제로, 후생성도 유효한 방법을 찾지 못하고 있는 실정이다.

그러나 포인트는 뒤로 공격받을 여지가 충분히 있는 것 같다. 기업측이 발행하는 포인트제도는 포인트가 쌓이면 쌓일수록 최종적으로 기업의 부채가 된다. 규제 · 제도개혁분과회의 의견처럼 「의료보험재정이 부족한 상황에서, 포인트를 부여할 여유가 있다면 조제수가를 인하하는 것도 가능하다」는 생각을 하게 할 수도 있기 때문이다.

약국만이 아니라, 기업경영에는 적극적인 마케팅, 프로모션활동이 불가결하다. 다만, 의료라는 생명관련 산업에 종사하고, 공적자금을 수익원으로 하는 약국은 마케팅이나 프로모션에 일정한 규율이 필요할 것이다.

*워킹그룹:Working Group: 실무회의를 진행하는 모임

*그레이존 gray zone: 신규 사업이 기존 제도에 규칙으로 정해져 있지 않아 규제의 범위 안에서 불명확한 것

원래 약국에 「마케팅」은 존재하였는가

약국업계는 마케팅 없이 성장해온 특이한 업종이다. 마케팅의 정의에는 여러 가지가 있지만, 일본마케팅협회는 「마케팅이란 기업 및 기타 조직이 글로벌한 시야를 가지고, 고객과 상호이해 속에서 공정한 경쟁을 통하여 실시하는 시장 창조를 위한 종합적 활동이다」라고 정의하였다. 중요한 것은 「고객에게 가치를 제공하고 돈을 받기 위한 장치」인 것이다.

마케팅에서는 고객에게 가치 있는 제품이나 서비스를 제공하기 위해 필요한 모든 요소를 조절하는 역할을 하고, 그 결과 고객의 신뢰를 얻어 지속적으로 성장하는 전략이 중요하다.

1 약국의 눈이 향한 곳은 '처방의사'

많은 약국의 성장요인은 원외 처방전을 많이 수용하는 것이며, 그 포인트는 좋은 입지의 확보였다. 문전약국, 맨투맨 약국이 전체의 70% 이상을 차지하고 있는(후생노동성보험국 의료과 「약국의 단골기능에 관계된 실태조사」)상황이 이를 뒷받침 한다.

의약분업 초기에 처방전을 발행하는 의사와의 친분을 이용하여 의료기관 인근에 개국하는 사례가 이어졌는데, 이 경우 약국의 눈은 고객(환자)이 아닌 처방의사를 향하고 있었다. 환자에게 이러한 약국의 가치는 「의료기관에서 가깝다」는 것뿐이다.

고객이 물건을 사는 경우, 그 물건이 갖고 싶어서가 아니라, 그 물건을 통해 얻게 되는 가치(만족) 때문이다. 골프 클럽을 새로 구입한다고 치자, 그때 고객이 원하는 것은 금속이나 카본 막대가 아니라 "비거리" 또는 "좋은 스코어"인 것이다.

약국에 처방전을 가지고 오는 환자가 요구하는 가치란 「질병을 치료하고 싶다」 「납득할 수 있는 안심 · 안전한 치료를 받고 싶다」이다. 「처방병원에서 가깝다」는 것은 환자의 니즈가 아니라 단순한 편리성에 불과하다.

Column

마케팅이란

마케팅은 고객에게 가치가 있는 제품이나 서비스를 제공하기 위해서 필요한 모든 요소를 조절하는 역할을 하고, 그 결과, 고객의 신뢰를 얻어 지속적으로 성장하는 것을 목적으로 한다. 시장이 성숙하여 제품, 서비스의 기능면에서 차별화가 어려워짐에 따라 마케팅의 중요성은 증가하고 있다.
마케팅은 판매촉진(세일즈 프로모션)이나 상품정책(머천다이징)과 혼동하기 쉬운데, 판매촉진은 단기간에 매출을 확보하기 위하여 실시하는 상품이나 서비스의 광고 선전, 신규 고객의 획득, 기존 고객에게 판매하기 위한 동기부여 등의 활동을 가리킨다.
또, 상품정책은 고객의 욕구 · 요구에 적합한 상품을 적절한 수량, 적절한 가격, 적절한 타이밍 등에 제공하기 위한 기업활동을 말한다.
마케팅은 이들도 포함하는 것으로, 장기적인 시점에서 전개된다.

2 고객과 상호이해가 있었는가

약국이 마케팅 없이도 성장할 수 있었던 것은 의약분업 덕분이다. 의약분업추진책에 의해 원외에서 조제하지 않으면 안 되는 구조가 만들어졌기 때문으로, 의약분업이 환자의 니즈에 의해 생겨난 것은 아니다.

반면, 같은 약사라는 전문가가 상주하는 드럭스토어는 마케팅을 통해서 성장해 왔다. 초기의 드럭스토어는 기존의 약국 · 약점에는 없었던 「풍부한 상품구비」「저렴한 가격」「원스톱 쇼핑」 등의 니즈를 만족시키는 업태로 등장하였다. 기존의 약국 · 약점에는 없었던 가치를 창출하여 의약품 및 잡화류의 판매점유율을 빼앗아왔던 것이다.

현재 드럭스토어가 추진하고 있는 협소상권에서의 점포전개, 잠재수요의 현재화 등의 추진은 고령사회의 니즈를 발굴하여 새로운 가치를 창출하는 시도이며, 이것도 마케팅 그 자체이다.

대형 체인과 지역약국의 발상이 같아도 되는 걸까

약국업계에 재편도태의 바람이 불고 있다. 조제수가 억제나 약사확보난, 경쟁심화 등 약국을 둘러싼 환경이 어려움을 더하고 있는 가운데, 약국의 양도나 매수가 증가하고 있다. 대형체인이 중소체인을 흡수 · 합병하는 기존의 패턴에, 중견체인을 매수하거나 양도하는 상황도 더해지고 있다. 조제시장이 포화상태에 있음에도 불구하고 약국수가 과잉상태를 보이는 것도 M&A에 박차를 가하는 요인이다.

1 아직 *과점 (寡占)이 진행되지 않은 약국업계

약국뿐만 아니라, 수퍼(SM), 종합수퍼(GMS), 편의점(CVS), 홈센터(HC), 전자대리점, 드럭스토어(DgS) 등 유통업계에도 재편도태가 급속하게 진행되고 있다. 예를 들면, 편의점업계 세븐일레븐, 로손, 패밀리마트, 서클K선쿠스 등 4대 편의점의 매출점유율은 2013년에 85.4%로 과점상태에 이르렀다(로손 「애뉴얼 리포트」에서). 드럭스토어업계도 상위 10개사가 50%를 점유하고 있다. 이에 비해 약국업계는 상위 10위까지의 점유율은 10%정도로, 약국을 유통업계라는 관점에서 보면, 재편도태는 앞으로 더욱 진행될 전망이다.

*과점 (寡占):[경제] 몇몇기업이 어떤 상품 시장의 대부분을 지배하여 거래량이나 값을 마음대로 결정하는 상태

2 지금까지가 특이했다

약국업계의 최대문제는 의약분업 추진이라는 국책을 바탕으로, 대형 약국이나 중소약국 모두가 처방전 바라기로 약국을 전개해온 것이며, 이는 약국업계만의 특이한 현상이다. 이 때문에 입지, 점포의 구조 등이 동질화되었다. 그리고 제공하는 서비스(조제), 가격(조제수가 · 약가)도 어느 곳이나 균일화되어, 동업 타사와 거의 차별화가 이루어지지 않은 채 진행되어 왔다.

따라서 환자가 약국을 선택하는 기준이 「의료기관의 인근」이라는 편리성밖에 없는 것이 현실이다. 이러한 형태의 약국은 거리에 있는 우체국과 다를 바가 없다.

3 획일화는 대형약국에 유리

이러한 상황에서는 자본의 윤리가 힘을 발휘한다. 대형약국은 동질화된 경쟁약국에 대해 점포수와 규모에서 우위성을 발휘할 수 있기 때문이다.

한편, 우리와 같은 자유개업제인 미국은 어떠한가? 미국에서도 'CVS' 및 '월그린' 이라는 대형 체인약국이 점유율을 확대하고 있지만, 중소약국인 '인디펜던트' 도 일정한 점유율을 확보하고 있다.

필자가 이전에 월그린의 간부에게 들은 바로는 「인디펜던트는 체인약국보다

세심한 서비스로 인정받고 있다. 월그린도 서비스는 철저하지만, 인디펜던트는 보다 세심한 눈으로 고객니즈에 대응한다」고 하였다. 고객만족도에서는 인디펜던트가 상위에 오른 사례도 보고된 바 있다.

보험조제의 성장은 끝났다

처방전 조제에 의존하는 체질에서 벗어나야 한다는 것은 본서가 일관되게 주장하고 있는 내용이다. 왜냐하면 지금까지 의존해 온 처방전 발행은 한계에 다다랐고, 이대로 계속 진행되면 머지않아 수익은 한계에 도달하기 때문이다(표 2-13). 설비투자 및 약사의 급여 인상은 불가능해 진다.

외래에서 투약을 필요로 하는 환자수를 추산해 보면, 100% 분업 시 처방전은 연간 11~12억장이며, 현재 처방전 매수는 7억6,000만장으로. 100% 분업 시와 차이는 3억4,000만~4억4,000만장이다. 분업률의 한계를 80%로 설정한 경우, 처방전 매수는 1억2,000만~2억장이 감소한다. 게다가 외래환자수가 감소경향에 있다. 의약분업률이 80%를 넘는 아키다현에서는 처방전매수 자체가 감소하는 사태도 보인다. 향후 다른 지역에서도 이러한 경향이 나타날 가능성은 다분하다. 지금까지 처방전 발행매수는 지속적으로 상승해 왔지만, 성장의 둔화와 함께 감소경향마저 보이고 있는 것이다. 여기에 드럭스토어의 조제사업 진출이 이어지고 있어, 처방전 획득 경쟁은 점점 더 격화되고 있다.

한편, 조제수가도 억제하는 경향으로, 이미 조제료보다는 약학관리료로 이동하는 경향이 있다. 약국수는 이미 5만7,000시설에 달해, 1약국당 지역주민수(상권인구)는 2,200명 남짓이다. 게다가 이는 건강한 사람을 포함한 숫자로, 처방전 환자로 환산하면 그 10%에도 미치지 못한다. 약국이 존속하려면 건강한 사람도 포함한 현재의 지역주민 2,200명을 모두 고객으로 만드는 대책을 강구해야 한다.

표 2-13 의약분업의 한계 지표

환자수가 감소하고 있다(투약대상수)	2012년도 11억4,700만명 2013년도 11억3,800만명
처방전매수 약간 증가	2012년도 7억5,887만장 2013년도 7억6,300만장
환자수 감소 지역	43개 도도부현
환자수 증가 지역	사이타마, 시마네, 오이타, 오키나와
분업률은 약간 증가	66.1% → 67.0%
요인	인구감소와 고령화, 병원의 외래규제

약국의 입지 의존을 근본부터 흔드는 2가지 요인

1 병원의 외래규제

기존의 경영기반을 약국 입지에 의존해온 약사들의 생각을 흔드는 요인들이 생겨나고 있다.

우선, 병원의 외래규제 강화이다. 1996년부터 환자가 200상 이상의 병원에서 진료받을 경우에는 초진료에 추가로 각 의료기관이 정한 특별요금을 징수할 수 있는 특정요양비제도가 도입되었다. 또, 2012년 진료수가 개정에서는 특정기능병원이나 지역의료지원병원에서 진료의뢰서 (소개장) 없이 환자가 진료받을 경우에 병원이 받는 초진료를 인하하고, 그만큼을 환자에게 징수하는 제도가 도입되었다.

여기에, 후생노동성은 2016년부터 개업의 등의 진료의뢰서 없이 특정기능병원이나 500상 이상의 병원에서 진료받을 경우 등에는 선택 의료로 보고, 초진 시 및 재진 시에 원칙적으로 정액부담(5,000~1만엔)을 징수할 방침이다(표 2-14).

병원의 외래규제는 문전약국의 입지환경을 크게 변화시킬 가능성이 있다.

표 2-14 **병원의 외래규제**

1996년	200상 이상의 병원에서 진료받을 경우는 초진료에 추가로 각 의료기관이 정한 특별요금을 징수할 수 있는 특정요양비 제도를 도입
2012년	특정기능병원 · 지역의료지원병원의 외래는 진료의뢰서가 없는 경우에 점수를 낮게 설정하고, 그만큼을 환자에게 징수
2016년	진료의뢰서가 없는 환자는 일정액(5,000~1만엔)을 본인 부담

2 환자정보의 지역공유화

「마이넘버 제도(일본판 주민등록번호)」와 병행하여 논의된 의료ID의 활용도 약국과 관련성 높다. 마이넘버 제도가 연금, 의료, 복지, 개호, 노동보험 등 각 사회보장 분야, 국세 및 지방세 등의 각 세무분야를 일원 관리하는 행정수속에 주안점을 두고 있는 것에 비해 의료ID는 환자의 사생활보호 관점에서 의료에 독자적인 사용이 검토되고 있다.

이를 위해서는 약력은 물론, 진료기록카드 및 검사치의 해석 능력이 필요하고, 약력은 다른 의료직종도 열람할 수 있게 되기 때문에 보다 충실해질 필요가 있다. 아무튼, 의료ID가 실용화되면 의료기관에 가깝다는 입지의 장점은 거의 사라진다.

약국경영자의 의식과는 상관없이 서서히 문전약국의 종말이 다가오고 있는 것이다. 기존의 비즈니스모델이 통용되지 않는 시대에 돌입하고 있다는 것을 명심해야 할 것이다.

개업의 세대교체도 진행되고 있다

의료기관 앞에 있는 문전약국에게 처방전 발행 병원과 좋은 관계를 유지하는 것은 중요한 문제이다. 오늘날에는 자취를 감췄지만, 예전에는 뒷구멍으로 처방전 매수에 따라 리베이트를 주는 불상사도 있었다. 한편, 관계가 나빠져서 처방전 발행을 중지하거나 다른 약국을 좀 더 인근에 유치하는 등의 예도 있다. 맨투맨형의 이런 약국은 원래 위험도가 높다.

의약분업이 확산되면서 개업의와의 맨투맨 분업이 현저하게 증가하였는데, 당시 처방전 발행을 시작한 개업의들이 이제 세대교체 시기를 맞이하고 있다.

승계가 잘 이루어지지 않으면 폐원에 몰릴 수도 있고, 또, 승계한 젊은 의사가 맨투맨 형태를 좋아하지 않을 수도 있다.

또, 병원 원장의 나이도 문전약국에 영향을 줄 수 있다(그림 2-10). 가령 원장에게 갑작스런 불행이 닥쳐 폐원하게 되면, 조제특화형의 문전약국은 존재의의를 잃게 된다. 더 이상 발행되지 않는 처방전을 기다리게 되는 셈으로, 빠르게 새로운 돌파구를 찾지 않으면 약국도 폐업에 내몰릴 수 있다.

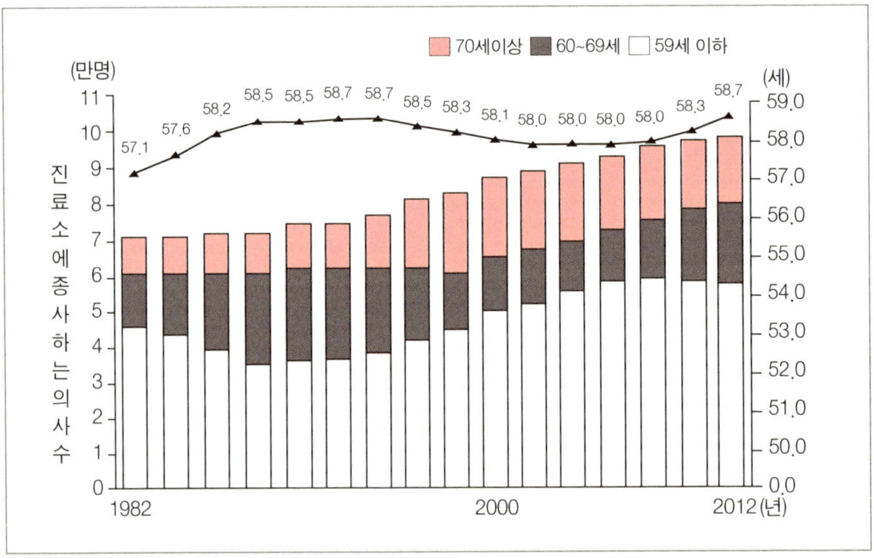

그림 2-10 **진료소 의사의 평균연령**

제 언 4

마케팅감각을 몸에 익히자

앞에서 서술한 것과 같이, 지금까지 많은 약국들이 「의료기관의 문전에서 원외 처방전을 받는 것」을 경영의 축으로 삼아왔지만, 이제 그 기반이 흔들리고 있다. 처방전 발행이 한계점에 가까워지고 있고, 조제수가의 신장도 기대할 수 없다.

이러한 상황에서 최대의 과제는「공적보험에 의존하지 않는 약국경영」이며, 「고객니즈에 대응한 건강정보 거점으로서 얼마만한 가치를 만들어내고, 제공하는가」이다. 싫든 좋든 마케팅이 필요한 시대로 접어든 것이다.

이를 위해서는「니즈의 발굴」과 이것을「원츠(필요)로 바꿔가기」위한 노력이 필요하다. 재택의료 · 재택개요 분야도 앉아서 기다리는 자세로는 기회가 오지 않는다. 환자나 그 가족의 니즈를 파악하고, 다른 의료 · 개호직종 및 지역조직이나 자치단체와 제휴하는 노력이 필요하다. 제휴도 넓은 의미에서 마케팅 활동이라고 할 수 있다.

건강정보거점으로서도 건강한 사람부터 *미병(未病)단계 또는 일상생활을 하면서 복약하는 환자 등 지역주민의 니즈를 파악하는 것과 나아가서는 잠재적인 니즈를 찾아내기 위한 서비스를 모색하여 제안하는 것이 중요하다.

* 미병(未病)단계 : 건강과 질병의 중간단계로서, 방치할 경우 질병으로 이환될 수 있는 일종의 건강저하 상태

문제해결을 위한 제안능력이 필요하다.

예를 들면, 최근 급증하는 고령자 세대 및 독거 고령자는 컨디션 불안, 운동부족, 식사나 물품구매 고민, 커뮤니티와 소외된 관계 등 여러 가지 문제를 안고 있다. 이러한 문제를 가진 주민에게 약국이 어떠한 제안을 할 수 있느냐는 것이다. 단순히 일반의약품이나 서플리먼트를 갖추는 것만으로는 해결책이 되지 않

는다. 고령자가 적극적으로 사회와 접촉하고 즐길 수 있는 환경을 제공함으로써 삶의 보람을 찾는데 도움을 줄 수 있어야 한다.

약국의 마케팅 키워드는 '상품' 이 아닌 '서비스' 라는 발상이 중요하다. 상품을 제공하는 것에서부터 그 상품을 통해서 서비스를 제공하는 것까지이다. 결국, 지역주민에게 건강을 시작으로 하여 * QOL의 향상까지 제공하는 것이 중요하다.

*QOL(quality of life)'삶의 질' 의학적인 입장에서 고통 없는 삶의 연장과 정상적인 사회적 활동을 가능하게 함으로써 환자 자신이 느낄 수 있는 만족감의 정도를 의미

강점은 환자와의 친밀도

지역약국의 마케팅에서 요구되는 것은「대형약국과 한 경기장 안에서 겨루지 않을 것」이다.

단적으로 말하면, 약국은 불특정 다수의 고객을 대상으로 다양한 상품을 고루 갖춘 종합수퍼가 아닌, 특정 고객의 특정 니즈를 만족시키는「전문점」이다. 물론 약국도 일정의 구조설비, 인적요건은 마련되어야 하고,「약국 본연의 모습」을 위한 체제정비가 필요하지만,「이것도 저것도」가 아니라「이것 또는 저것」이라는 선택과 집중이 중요하다는 이야기이다. 이를 위해서는 대형약국의 장점과 약점, 자신의 약국의 장점과 약점을 냉정하게 분석하여 장점을 최대한 발휘하는 전략이 필요하다.

예를 들면, 대형 약국은 체인의 특성상 본부 통제력이 강하며, 지역밀착형 약국은 좀처럼 보기 힘들다. 전근이 많기 때문에 환자와 친밀한 관계를 구축하는데 걸림돌이 되는 등 문제가 있다. 환자의 얼굴을 알고 생활배경도 아는 지역약국의 강점이 여기에 있다.

보험조제라는 공적보험제도 하에서는 독자성을 갖거나 대형약국에 없는 세심한 환자서비스를 하기 어려웠을 수 있다. 하지만, 건강정보거점으로서 지역주민과의 직접적인 관계가 중요성을 더해가는 요즈음이야 말로, 대형약국과는 다른 차원에서 존재의의를 찾아내는 노력이 필요하다.

건강한 지역주민이나 미병단계의 지역주민에게 어떠한 서비스를 제공할 수 있을까. 앞으로의 약국의 생존은 여기에 달려 있다.

제 언 5

처방전 조제 의존에서 탈피하자

외래환자에서 재택환자의 시대로

일본부흥전략의 토의자료에 따르면 의료수요는 2025년, 개호수요는 2030년에 정점을 맞이한다.

65세 미만의 인구는 2010년~2035년에 걸쳐서 감소하기 시작하고, 65~75세 인구는 2015년에 정점을 맞이하는 한편, 75세 이상의 인구는 2030년까지 계속 증가하다가 그 후 완만하게 감소할 것을 기초로 계산한 것이다. 정점 시의 의료수요는 2010년 대비 111.1%, 개호수요는 149.7%로 증가할 전망이다.

이러한 의료 · 개호수요에 따라 지속 가능한 의료 · 개호제공체제를 구상한 것이 「병원완결형」에서 「지역완결형」으로의 전환이다. 이를 실현하기 위해서는 의료기능의 분화와 제휴, 지역포괄케어시스템의 구축이 필요하다.

앞에서도 여러 차례 이야기 한 것처럼, 외래환자수의 감소와 병원의 외래규제 등 약국에서 처방전만 기다리고 있어서는 안 되는 커다란 변화가 기다리고 있다. 즉, 「환자가 자신의 집이나 시설에 있는 시대」가 올 것이다.

이미 앞서가는 약국에서는 의사의 왕진에 동행하는 것은 물론, 의사가 다음 방문을 하기 전에 환자를 돌며 복용상황이나 부작용 등을 체크하고, 바이탈사인도 측정하여, 의사가 방문진료를 할 때 정보를 전달하는 활동을 하고 있다. 평소에 자치단체나 지역포괄케어센터를 돌며 자신의 약국이 재택환자를 위한 서비스를 하고 있음을 알리는데 노력하는 약국도 있다. 또, 서비스를 해주는 고령자용 주택의 개설정보를 먼저 알아내어, 준공 후의 시설 방문 절차를 해주는 약국도 생겨나고 있다.

후생노동성의 조사에 따르면 재택방문을 하고 있는 약국은 전체의 10%도 되지 않는 상황에서, 이러한 선진적인 약국은 몇 걸음 더 앞서 가고 있는 것이다. 「어느 시기가 되면」「약국의 태세가 정비된 후에」라는 관망으로 일관한다면, 환자 집에 방문할 기회는 영영 오지 않을 수 있다.

정말로 지금부터 시작하지 않으면 돌이킬 수 없는 사태에 빠져 버릴 수 있다는 것을 인식해야 한다.

4 개별지도 · 감사, 대조점검에서 드러난 의약분업의 실정

보험조제는 공법 상의 계약

약국이 실시하는 보험조제는 건강보험법 등의 규정에 따르게 되어 있다. 이것은 보험조제가 건강보험법에 기초한 보험약국과 보험자 간의 「공법상의 계약」에 의한 계약 조제로서의 성격을 갖고 있기 때문이다.

따라서, 보험약국이나 보험약사로서 지정된 이상, 건강보험법 등으로 규정되어 있는 보험조제의 규칙(계약 내용)을 숙지하고, 준수하는 것은 당연한 의무이다.

보험약국이 보험조제를 실시하고, 그 대가로 조제수가를 받기 위해서는 다음과 같은 요건을 충족해야 한다.

ⓐ 보험약사가

ⓑ 보험약국에서

ⓒ 건강보험법, 약사법, 약기법(藥機法)등의 각종 관계법령의 규정을 준수하고

ⓓ 「보험약국 및 보험약사요양담당규칙」의 규정을 준수하고

ⓔ 약학적으로 타당하고 적절한 조제(환자지도를 포함)를 하고

ⓕ 조제수가점수표에 정해진 산정조건을 만족한 후에 청구를 할 것

한편, 요양담당규칙 등에 정해진 조제수가의 청구방법, 보험조제의 사무 취급 등에 대하여 철저하게 주지시키고 보험조제의 질적 향상 및 적정화를 도모할 목적으로 행정 등이 실시하는 「지도」에는 다음의 3종류가 있다.

① 집단지도: 지도대상 보험약국 또는 보험약사 등을 일정한 장소에 모아 강습 등의 방식으로 실시하는 것

② 집단적 개별지도: 지도대상 보험약국을 일정한 장소에 모아 개별약국을 간편한 면접간담방식으로 실시하는 것

③ 개별지도: 지도대상이 되는 보험약국을 일정한 장소에 모으거나 해당 보험

약국에서 개별 면접간담방식으로 실시하는 것

지도와 감사에는 차이가 있는데, 집단적 개별지도 및 개별지도는 사회보험진료를 향상시킬 목적으로 실시하는 것으로 교육적인 의미가 강하다. 이에 비해 감사는 부정·부당이 분명하게 의심될 때에 실시하는 것으로, 부정이나 부당이 판명되면 경제조치만이 아니라, 보험약국·보험약사의 지정취소 등의 행정 처분이 내려진다.

약국이 개별지도를 받는 것은 귀찮은 일이며, 감사까지 받게 되면 그것이야말로 불명예스러운 딱지를 붙이는 격이다.

필요한 의문조회를 하지 않거나 초보적인 실수도

시코쿠 후생지국 보고에 발표된 2013년도 지도·감사 중, 개별지도에서 지적된 부적정한 사례들을 살펴보자(표2-15, 16, 17).

처방전과 관련해서는, 처방란에 용법·용량에 대한 기재가 없거나 외용약의 사용부위에 대한 기재가 없음에도 불구하고 의문조회를 하지 않는 사례 및 약제의 변경·추가, 용법·용량에 대해서 처방의사에게 확인하지 않은 사례, 의문조회 내용을 처방전 비고란 및 약력부에 기재하지 않거나 또는 약학적으로 의문조회를 해야 함에도 불구하고 하지 않은 사례 등이 지적되었다.

약기법의 승인내용과 다른 적응증, 용법·용량, 금기 등에 대해서는 약사가 몰라서인지 아니면 알면서도 의문조회를 하지 않은 것인지 의문이 남긴 하지만, 두가지 상황 모두 약사로서는 의문조회를 해야 하는 사항이다. 의문조회를 하지 않는 것은 의약분업에서 약사가 약물치료에 관여하는 의미를 스스로 포기하는 것이나 다름없다.

또, 약력부나 조제기록부의 기재불비, 취급불비도 눈에 띈다. 이 같은 초보적인 실수가 쌓이면 약국의 자질 자체를 의심받게 된다. 의약분업으로 약사는 처방전을 체크하는 의의를 추궁당하게 되었다(의약분업은 약사에게 처방전을 체크하도록 강요하고 있다).

표 2-15 약학적으로 처방내용에 문제가 의심됨에도 불구하고 의문조회를 하지 않은 사례(개별지도의 지도사항에서, 2014년 9월, 시코쿠후생지국)

ㄱ 약제의 처방내용에서 금기례의 사용이 의심되는 예
· 소화성궤양이 의심되는 환자에게 세레콕스정(Celecoxib) 투여
· 고령자에게 지베토스정(buformin) 투여
ㄴ 약사법의 승인내용과 다른 효능효과(적응증)로 처방된 것으로 의심되는 예
· 항균약을 투여하고 있지 않은 환자에게 비오페르민R 투여
· *통합실조증이 의심되는 환자에게 마이스리정 (Zolpidem) 투여
· 비오페르민R산과 오젝쿠스세립의 (Tosufloxacin) 병용투여
ㄷ 약사법의 승인내용과 다른 용법 · 용량으로 처방된 예
· 아달라트CR정(Nifedipine) , 노바스크정(Amlodipine), 브로플렉스정(Candesartan cilexetil) 암로디핀정(Amlodipine), 디오반정(Valsartan), 올메텍정(Olmesartan)의 1일 2회 투여
· 나우제린정 (Domperidone), 한방엑스제제의 식후 투여
· 싱귤레어정(Montelukast)의 석식 후 투여
ㄹ 병용금기가 의심되는 예
· 외용스테로이드 도포제와 외용 항진균약 도포제의 병용
ㅁ 중복투여가 의심되는 예
· 다른 의료기관의 동일 상표 처방
· 동일성분약의 병용
· 처방전의 투여일수 중복
ㅂ 약학적으로 문제가 있다고 생각되는 다제병용이 인정되는 예
· 니페디핀정(Nifedipine)과 암로디핀정(Amlodipine)의 병용
ㅅ 투여기간의 상한이 설정되어 있는 의약품에 대해, 그 상한을 넘는 예
· 마이스리정(Zolpidem)의 30일을 넘는 투여
· 테크니스정(Ifenprodil)의 12주를 넘는 투여
· 루네스타정(eszopiclone)(약가기준 등재 1년 이내의 의약품은 14일까지만 투여)
· 오메프랄정(omeprazole) (역류성식도염은 8주까지만 투여)
· 타케프론 OD정(Lansoprazole)(역류성식도염은 8주까지만 투여)
ㅇ 장기간에 걸쳐 마냥 처방되고 있는 예(증상의 개선이 보이지 않는 경우)
· 가스모틴정(Mosapride), 로제렘정(ramelteon) (14일에 유효성 평가)
· 메치코발정(Mecobalamin), 비타메진(Cyanocobalamin + Benfotiamine + Pyridoxine) 캅셀(1개월에 유효성 평가)
· 사미온정(Nicergoline), 세로쿠랄정(Ifenprodil)(뇌경색후유증의 개선에 투여할 때는 12주에 유효성 평가)
ㅈ 과량투여된 예
· 고령자에게 할시온정(Triazolam) 0.375㎎ 투여
· 레잘타스배합정 HD (Olmesartan+azelnidipine)와 칼브록정(azelnidipine)의 병용
· 소아의 상기도염에 카로날정 (acetaminophen) 1,800㎎ 투여
· 에피레나트(Sodium valproate)시럽 60㎖

*통합실조증: 환각이나 망상이 생겨 생각이 혼란스럽거나 감정이 불안정해지는 증상

표 2-16 2013년도 지도 · 감사 상황

(1)개별지도				
구분	의과	치과	약국	합계
보험의료기관 등	1,563건	1,400건	1,437건	4,400건
보험의 등	8,166명	2,126명	1,905명	12,197명
(2)신규지정개별지도				
구분	의과	치과	약국	합계
보험의료기관 등	2,104건	1,557건	2,509건	6,170건
보험의 등	2,475명	1,822명	3,383명	7,680명
(3)집단적 개별지도				
구분	의과	치과	약국	합계
보험의료기관 등	4,775건	5,003건	3,967건	13,745건

검사의 실시상황				
구분	의과	치과	약국	합계
보험의료기관 등	37건	47건	10건	94건
보험의 등	101인	98인	33인	232인

표 2-17 지도 · 감사에 따른 환수금액

연도	환수금액(단위:만엔)				
	지도에 의한 것	감사에 의한 것	적시조사에 의한 것	합계	전년대비 증감
21	212,360	91,543	257,138	561,041	-
22	273,106	161,291	320,000	754,397	193,356
23	207,754	63,513	558,133	829,401	75,004
24	405,599	175,799	722,491	1,303,890	474,489
25	341,903	501,756	517,508	1,461,167	157,277

대조점검을 통해 약사의 처방전 체크 능력도 검증한다

1 처방의사의 청구서와 조제한 약국의 청구서를 대조하여 점검

의료기관의 진료수가 청구서와 약국의 조제수가 청구서는 심사지불기관에서 심사한 후에 의료기관 및 약국에 지불된다.

심사지불기관(지불기금 및 國保連)은 2012년 3월 심사분부터 「대조점검」과 「종람(縱覽)점검」을 시작하였다. 대조점검은 동일 보험의료기관 · 동일 환자에 관계된 동일 진료(조제)달의 의과 청구서 또는 치과 청구서와 보험약국의 조제 청구서를 전자적으로 조회하여, 원내에서 처방한 청구서와 같은 관점에서 점검을 실시하는 것이다. 또 종람점검이란 동일 보험의료기관 · 동일 환자에 관계된 당월 청구분과 과거 여러 달의 청구서 또는 입원 청구서와 입원외 청구서를 각각 전자적으로 조합하여 당월청구분 청구서를 점검하는 것이다.

조제청구서의 경우, 기존에는 1,500점 이상으로 보험자가 지시한 것이 점검의 대상이었지만, 2012년 3월부터는 의과 · 조제 모두 전자청구서(전자매체에 의해 청구된 명세서)인 경우, 심사지불기관이 모든 조제 청구서와 의과 청구서를 대조하여 조제 청구서에 기재된 의약품의 적응증이 의과 청구서에 기재되어 있는지, 의약품의 투여량이 적정한지 등의 체크를 실시한다.

2 명세서의 전자화로 가능해져

기존의 종이 청구서에서는 동일 환자의 의료기관 청구서와 약국 청구서를 서로 대조해 보거나 여러 달에 걸쳐서 경과적으로 조회하는 것은 사실상 불가능하였다. 하지만, 전자청구서가 보급되면서 컴퓨터를 이용한 이들 청구서의 데이터 축적 및 연결이 쉬워졌다.

대조점검의 순서는 다음과 같은 방법으로 실시된다.

ⓐ처방전을 발행한 의료기관의 청구서와 그 처방전에 기초하여 조제를 실시한 약국의 처방전을 컴퓨터를 이용하여 환자단위로 연결

ⓑ의료기관의 청구서에 기재된 질병명과 조제청구서에 기재된 의약품의 「적응」「투여량」「투여일수」를 점검

ⓒ점검 후의 심사결과, 심사삭감이 있는 경우

· 조제가 부적당한 경우는 약국에 대한 지불액에서 차감

· 병명누락 등 처방전이 부적당한 경우는 의료기관에 대한 지불액에서 차감

사회보험진료수가 지불기금의 데이터에서 대조점검에 관계된 책임별 심사삭감 상황을 살펴보면, 초기보다도 심사삭감건수, 점수 모두 감소하고 있는 것을 알 수 있다. 이는 의료기관, 약국 모두가 수가를 청구함에 있어서 진료(조제)수가의 산정요건을 만족하도록 신중을 기하고 있기 때문으로 보인다(표2-18).

표 2-18 대조점검에 관계된 책임별 심사삭감 상황

	2012년 3월 심사분				2013년 2월 심사분			
	심사삭감 건수(천건)	%	심사삭감 점수(만점)	%	심사삭감 건수(천건)	%	심사삭감 점수(만점)	%
대조점검	105.4	100	3,101.4	100	85.0	100	2,820.2	100
의과	104.3	100	3,092.3	100	84.0	100	2,815.0	100
치과	1.1	100	9.1	100	0.5	100	5.2	100
의료기관	105.0		3,084.8	99.5	84.8	99.8	2,809.3	99.6
의과	104.0	99.7	3,075.7	99.5	84.3	99.8	2,804.1	99.6
치과	1.1	99.7	9.1	100	0.5	99.8	5.2	99.7
조제약국	0.3	100	16.6	0.5	0.2	0.2	11.0	0.4
의과	0.3	0.3	16.6	0.5	0.2	0.2	10.9	0.4
치과	-	0.3		-	0.0	0.2	0.0	0.3

대조점검하면 확인 유무 훤히 보여

대조점검의 결과, 의과 청구서와 조제 청구서가 맞지 않는 경우에는 그 이유를 확인한 후에 어느 한쪽의 감액을 결정하게 된다(그림 2-11).

예를 들면 적응외 처방 약제를 약국이 조제한 경우, 보통은 조제의 심사삭감분도 포함하여 의료기관의 지불액에서 감액한다. 조제된 내용이 처방전의 내용과 다른 경우에는 의료기관측이 불일치 신청을 하고, 하지 않는 경우는 의료기관이 심사삭감된다.

그런데 조제수가의 조제기술료에는 *일포화(一包化), *분할조제, 연하곤란자용제제 가산, *자가제제 가산, 계량혼합조제 가산, 제네릭의약품조제 가산, 중복투여 · 상호작용 방지 가산 등 처방의사와 연락하여 확인한 후 실시하도록 정해진 사항이 다수 있다.

이들에 대해서도 대조점검을 실시하면 지시나 양해가 있었는지 밝혀지므로, 보험청구규칙에 따라 정확하게 대응하는 것이 필요하다. 약국이 의사의 양해를 얻어 복용마다 2제 이상의 약제를 일포화했다면 「일포화 가산」을 산정할 수 있지만, 의사의 지시 또는 양해 없이 「일포화 가산」을 산정한 경우에는 약국이 심사삭감된다.

현시점에서는 의료기관측이 심사삭감되는 경우가 대부분이지만, 조제 청구서가 부족하기 때문에 점검수속에서 의료기관이 많은 노력과 시간을 소비하게 되는 일도 있다. 적어도 약국측은 부적절한 청구를 하지 않는 등, 산정 상의 규칙을 숙지해 두어야 한다.

*일포화(一包化): 복용 시점이 다른 2 종류 이상의 내복용고형제 또는 1제라 하더라도 3종류 이상의 내복용 고형제가 처방되어 있을 때, 그 종류에 관계없이 복용 시점마다 일포로 환자에게 투여하는 것
처방약에 대해 복용의 편리성을 위해 여러 종류의 약을 함께 분포하는 행위
(*일본은 처방약에 대해 약품별로 조제하는 것이 일반적이어서 분포시에는 별도의 수가가 책정되어 있다)
*분할조제: 투여 일수가 장기간인 처방전에 의해 조제를 실시하는 경우에, 처방약의 장기 보존의 곤란 기타 이유에 의해 분할하여 조제
*자가제제가산: 개개의 환자에 대해 시판되고 있는 의약품의 제형으로는 대응할 수 없는 경우에 의사의 지시에 근거해 용이하게 복용할 수 있도록 조제상의 특수한 기 술을 행한 경우
① 정제를 분쇄하여 가루약으로 하는 것.
② 주약을 용해하여 점안제를 무균으로 제조하는 것.
③ 주약에 기제를 가하여 좌제로 하는 것

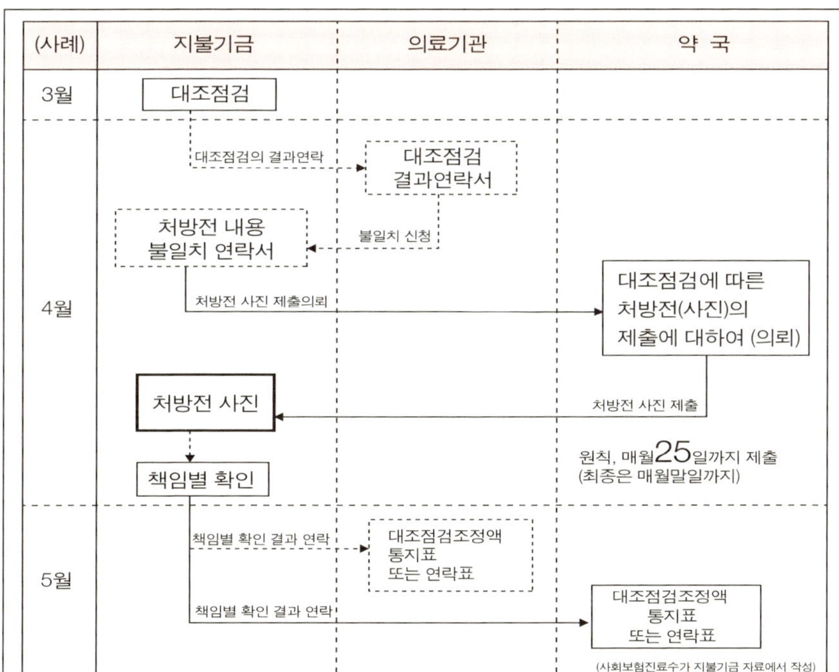

그림 2-11 의료기관과 약국 중 어느 쪽에 책임인지를 확인하는 작업(책임별 확인)의 과정(약국의 경우)

Part 3

약사의 기반은 무엇인가

1 「처방전조제 = 의약분업」이라는 '착각'

「의약분업이란 무엇인가」 다시 생각해보자

2013년도 처방전 매수는 연간 7억6,000만장, 의약분업률(처방전 수취율)은 67%까지 달하였다(표 3-1). 의약분업률의 한계가 80%정도라고 한다면, 이제 슬슬 한계에 가까워진 듯하다. 이에 따라 최근에는 새로운 슬로건으로 「의약분업 완성!」이라는 말이 나오기 시작하였다.

현재는 약사를 비롯하여 의료관계자는 물론, 국민 · 환자로부터도 의약분업이라는 단어가 자연스럽게 나올 정도로 의약분업이 정착한 느낌이다.

의약분업에 대한 일반적인 인식은 「의사가 진단 · 처방을 하고, 약국의 약사가 조제하는」형식을 가리키는 경우가 많다.

그러나 당사자인 약사는 다시 한 번 「의약분업이란 무엇인가」원점부터 깊이 생각해 보아야 하지 않을까. 왜냐하면 약사도 앞에 말한 일반적인 인식에 머물러 있는 경향이 강하다고 보여지기 때문이다. 「의약분업이란 무엇인가」다시 생각해 보기 위해서는 의약분업의 기원부터 따져볼 필요가 있다.

1 일본의 의약분업은 경제적 요인에서 시작되었다

● 나가요 센사이의 상신서

전술한 것과 같이, 일본의 의약분업은 1874년(메이지7년)의 의제발포로 시작되었다.

이 의제발포는 당시 문부성 의무국장이었던 나가요 센사이(p94 컬럼 참조)의 상신서에 힘입은 바가 크다. 나가요는 상신서에서 「의업, 의술과 관련하여 지금까지 어떠한 법제도 없었기 때문에 의사가 약을 팔아 많은 폐해가 나타났다. 우선은 의사의 진찰료를 정하거나 의사가 약을 취급하는 것을 금지할

표 3-1 처방전 매수와 의약분업률의 추이

연도	처방전매수 (만장)	증가매수 (만장)	신장률 (%)	분업률 (%)
2013	76,303	416	0.5	67.0
2012	75,887	1,199	1.6	66.1
2011	74,688	1,749	2.4	65.1
2010	72,939	2,717	3.8	63.1
2009	70,222	787	1.1	60.7
2008	69,435	1,060	1.5	59.1
2007	68,375	2,292	3.5	57.2
2006	66,083	1,575	2.4	55.8
2005	64,508	2,619	4.2	54.1
2004	61,889	2,077	3.5	53.8
2003	59,812	1,350	2.3	51.6
2002	58,462	2,502	4.5	48.8
2001	55,960	5,340	10.5	44.5
2000	50,620	5,083	11.1	39.5
1999	45,537	5,531	11.2	34.8
1998	40,006	6,224	18.4	30.5
1997	33,782	4,139	14.0	26.0
1996	29,643	3,135	11.8	22.5
1995	26,508	-		20.3

것 등부터 서서히 착수하여…」라고 기재하였다. 그 후 1889년(메이지22년)에 약률이 제정되고, 약국 · 약사의 호칭이 정식으로 사용되게 되었다.

● 왜 의사로부터 약을 분리했는가

여기서 주목할 것은 「의사가 약을 팔아 많은 폐해…」라는 대목이다. 의사가 내어주는 약이 지나치게 고가이어서 폐해가 생겼다는 뜻으로, 이를 시정하기 위해서 약사라는 직업인을 서양에 준하여 새로 만들어낸 것이다. 결국, 일본의 의약분업은 투약도 포함한 의사의 진찰료를 견제하기 위한 "경제분업"에서 시작된 것이다. 이는 의정발포로부터 100년이 지난 분업(1974년)시작한 해에 처방전료를 지금까지의 5배인 50점으로 인상하여 원내투약에서 처방전 발행으로 유도하는 구도로 변화한 것은 아니다.

당시 생각했던 약사 상은 「의약품의 화학적, 물리적 성질을 배우고, 분석, 정제, 제조를 하는 것 및 조제의 기술자」이었다. 메이지 이후의 약학교육이 오랫동안 신약개발중심의 길을 걸어온 것은 「서양을 따라잡아 앞질러 가는」 것이 목적이었을 뿐만 아니라, 조제와 관련해서는 어디까지나 기술자로서의 색채가 강했기 때문인 것은 부정할 수 없다.

결국, 조제와 관련해서는 오랫동안 약사는 의사를 대신하여 조제를 하는 기술자, 즉 "조제사"라는 위치에 있었던 것이다.

● 아직까지 계속되는 「밥그릇 싸움」

앞에서 설명한 의약분업에 이른 경위 또는 아쉬움이 오늘날에도 계속 남아 있는 것이 분업비판론의 원인이 되었다고 말하면 과언일까. 그러나 분업비판론의 중심이 다분히 약국조제의료비나 환자부담의 경제적 요인(불만)에 있다는 것을 감안하면, 반드시 빗나갔다고 할 수는 없을 것이다.

메이지 이후, 의사와 약사에게는 장기간에 걸친 알력도 있어 "밥그릇 싸움" 이라고 야유 받아왔지만, 오늘날의 상황을 봐도 그 양상은 남아 있다.

Column

나가요 센사이

나가요 센사이는 막부의 덴포(天保) 9년(1838년), 히젠노쿠니 오오무라한(현재 나가사키현 오오무라시)에서 대대로 일해 온 한의사 집안에서 태어났다. 오사카에 있는 오가타 코우안의 양성소에 입문하여, 최고의 자리까지 올랐다. 분큐원년(1861년)에 나가사키로 가서, 데지마에 있었던 의학전습소에 들어가 네델란드인 의사 폰페 밑에서 서양의학을 습득하였다. 메이지4년(1871년)에는 이와쿠라사절단의 일원으로 유럽에 건너가 독일 및 네델란드의 의학 및 위생행정을 시찰하였다. 귀국 후에는 문부성 의무국장에 취임한 후 내무성 의무국장, 원로원의원, 유족원의원 등을 역임하였다.

2 처방전 조제와 의약분업

● 분업인가 대행인가

의약분업이라는 용어는 일본, 한국, 대만 등 동아시아의 일부지역에서 사용되는 특수한 단어로, 유럽에는 '의약분업'이라는 일본어에 해당하는 말이 존재하지 않는다고 한다. 700년이라는 오랜 역사 속에서 의사와 약사의 역할분담을 만들어 온 유럽과 약사가 등장한 지 겨우 140년 밖에 되지 않은 일본을 같이 놓고 비교하는 것은 무리가 있을 수 있다.

「분업」이라는 단어의 의미는 「어떤 일이나 노동을 분할하여 전문화하고, 각각의 부문이나 행정을 분담하여 실시하여 목적을 달성하는 것」「여러 명의 인원이 역할을 분담하여 재물(물건)을 생산하는 것」 등이다. 일본에서 말하는 의약분업이라는 용어는 「진단 · 처방」과 「조제」를 분담한다는 의미에서 탄생하였는데, 그 속에서 약사의 역할이 「의사를 대신하여 조제를 한다」는 "조제사" , 즉, 기술자로 왜소화되어 버린 느낌은 씻을 수 없다.

● 왜 의약분업이 필요했는가

유럽의 역사를 돌이켜보면, 의약품이라는 물질은 다른 상품(물질)에 비하여 지극히 복잡한 성질을 가지고 있기 때문에 특별한 직업인에 의해 관리되어야 한다는 필연성이 받아들여져 왔다. 다른 직업인이 부수적으로 취급하거나 행정의 재량으로가 아니라, 전문교육을 받은 특별한 직업인에게 맡겨야 한다는 발상이다.

마약, 각성제 등의 약물혼용, 최근의 위험약물의 활개는 따져볼 필요도 없이, 복잡한 의약품을 적정하게(효과의 최대화와 위험의 최소화)사용하기 위한 관리자가 약사이며, 약국은 그 보관장소라는 등식이 성립한다.

반대로 의약품에는 물리적 특성, 인체에 대한 특성 그리고 사회적 특성이 있다. 이 3가지 특성 중 일본에서는 물리적 특성은 약사가, 인체에 대한 특성은 의사와 약사가 담당해 왔다. 사회적 특성은 최근에서야 약학교육에 포함되었고, 기본적으로는 애매한 상태로 이어져 왔다.

● 약사를 필요로 하는 의약품의 사회적 특성

의약품의 사회적 특성에는 예를 들면 생명관련성, 고품질성, 취급의 숙련성(기술), 필요한 장소에 필요한 양을 신속하게 제공할 공급책임, 보완 · 관리책임 등이 있다. 대부분의 나라에서는 의약품에 관해서 약사의 독점적인 취급을 인정하고 있다. 이는 의약품의 사회적 특성을 감안하여, 국민에게 안전한 의약품을 공급할 책임의무를 약사에게 부여하고 있는 것이다.

이렇게 보면, 의약분업이란 단순히 처방전 조제에 그치는 것이 아니라, 의약품에 관한 모든 관리 · 공급책임을 독점적으로 지는 것이다. 즉 전문의약품만이 아니라, *요지도(要指導)의약품, 일반의약품 등 모든 의약품의 관리와 공급에 책임을 져야 하는 입장이다. 그 의미에서 조제전문약국은 일본의 처방전 발행의 마중물이 된 것은 확실하지만, 약사가 담당해야 할 기능의 일부만을 제공하는 것에 불과하다.

의료의 시작은 의사이지만, 일단 처방전이라는 형태로 약사가 받는 순간부터 약학적 판단에 기초한 정보취합, 조제, 투여 후의 사후점검 등 일련의 조제업무가 시작된다. 단순히 「처방전에 기재된 대로 조제하고 끝」이 되어서는 안 된다. 조제업무는 모든 의약품의 관리 · 공급책임을 지는 약사업무의 일부이다. 올바른 처방전인 것을 확인하고 약사의 책임 하에 약물치료 효과의 최대화와 위험의 최소화를 위한 조제업무를 수행하여야 한다.

유감스럽게도 일본은 약사의 역사, 의약분업의 역사가 짧은데다가, 행정주도형으로 갑자기 처방전 발행 촉진사업이 시작되었기 때문에 처방전조제=의약분업이라는 형식이 선행되어 버린 경향이 있다. 게다가 약사는 의사를 대신하여 조제를 하는 사람이라는 의식도 남아 있었던 것 같다.

이와 같이, 의약품의 특성에 기초한 약국 · 약사의 위치와 의약분업의 관계에 대한 논의가 부족한 채로 오늘날을 맞이한 것이 사실이다. 현재 많은 약국이 의료기관 앞에 늘어서 있는 것은 처방전을 많이 받아내는 약국이 무언가 효율적이라고 생각되기 때문이다. 이는 약국 본래의 기능, 본연의 모습에서 출발한 것은 아니다.

*요지도(要指導)의약품 :인터넷등으로 판매할수 없도록 분류된 의약품.
약사가 환자를 직접 문진하며 지도,판매하는 의약품

약사의 전권 사항 「조제」에 대한 오해

1 약사법 제1조의 의미

● 약사의 임무는 무엇인가

약사와 조제에 관해서는 약사법에서 명확하게 규정하고 있다(표 3-2).

제1조는 약사의 임무에 대해서 규정한 것으로, 약사는 「조제」「의약품 공급」「기타 약사(藥事)위생」에 관한 전문가로서, 「공중위생의 향상 및 증진에 기여하고 이로써 국민의 건강한 생활을 확보하는 역할이 있다」고 명시하였다.

또, 약사법 제19조는 (예외규정은 있지만)약사 이외의 사람이 조제하는 것을 금지하고 있다. 「조제가 약사의 전권 사항」인 것은 상기의 약사법에서 명확히 하고 있는 것이 틀림없다. 그러나 이것으로 인해서 「약사업무=조제업무」로 업무범위를 축소해서는 안 된다. 약사법의 규정에도 「약사=조제, 의약품 공급, 기타 약사(藥事)위생을 관장한다」는 것이 명시되어 있다.

표 3-2 **약사법 제1조(목적)과 제 19조(조제)**

제1조 약사는 조제, 의약품의 공급, 기타 약사(藥事)위생을 책임짐으로써, 공중위생의 향상 및 증진에 기여하고, 이로써 국민의 건강한 생활을 확보하도록 한다. 제19조 약사가 아닌 사람은 판매 또는 수여의 목적으로 조제해서는 안 된다. 다만, 의사 또는 치과의사가 다음에 해당하는 경우에, 자신의 처방전을 스스로 조제하는 것 또는 수의사가 자신의 처방전을 스스로 조제하는 것은 예외로 한다. (이하생략)

2 조제에서 소외되었던 한풀이

메이지 이후, 약국약사는 조제에서 소외되는 상황이 오랫동안 지속되어 왔기 때문에 (이럭저럭 처방전을 받았던 예외를 제외하면) 대다수가 조제업무에 관여하는 일이 없었다. 약국약사는 일반의약품, 화장품, 잡화류를 판매하면서 약국을 운영해왔다. 그 때문에 조제업무를 하던 병원약사는 약국약사보다도 한 단계 높은 수준에 있다는 인식이 있었고, 일반의약품을 파는 것은 「매약」 등의 호칭으로 불리며, 한 단계 밑으로 보는 경향이 있었다.

분업 이후, 약국약사도 염원이었던 조제를 할 수 있게 되었다. 급이 낮은(?) 일반의약품을 취급하는 일 없이, 조제에 전념할 수 있는 체제가 정비됨에 따라 「소원 성취」를 했다는 생각이 강했던 약사도 적지 않았다. 그러나 이것이 약사 스스로를 「약사=조제」라는 관념에 매이게 했다는 것도 부정할 수 없다.

유감스럽게 현재도 약학교육에서 장기실무실습은 조제에 관한 내용이 대부분이며, 셀프메디케이션이나 일반의약품의 판매, 나아가서는 지역주민에 대한 건강지원 부분은 지극히 적다. 이들 항목을 학생들에게 실습시키지 않는 약국도 많다. 실무실습을 받는 약국에 그 기능이 갖추어져 있지 않은 이유도 있겠지만, 「약사=조제」라는 관념에서 벗어나는 것이 아직은 개발도상의 수준이기 때문이기도 한 것 같다.

그러나 약국약사를 둘러싼 환경은 크게 변화하고 있다. 지금까지의 역사가 어쨌든 간에, 다시 한 번 「약국이란 무엇인가」 「약사직능이란 무엇인가」를 확인해야 할 시기가 찾아온 것이다. 이를 통해 차세대 약국약사의 존재의의와 업무내용을 확실히 정립할 수 있을 것이다.

고정관념을 타파해야 하는 이유

1 환자의 의식은 약국 · 약사가 심어준 것

전술한 대로, 대부분의 환자에게 약국이라는 존재는 「조제를 해서 받는 곳」이라는 인식이 강하다. 이것은 환자측에 그 원인이 있는 것이 아니라, 약국이나 약사 스스로가 이러한 인상을 준 것이다.

일단 자리 잡은 고정관념을 타파하는 것이 쉬운 일은 아니다. 그러나 이는 약국 · 약사가 극복해야 하는 중요한 과제이다.

● 건강관리기능을 주지시키자

고정관념을 타파해야 하는 이유를 굳이 말하자면, 첫 번째는 약국은 조제기능만을 담당하는 존재가 아니라, 지역주민의 폭넓은 건강관리기능을 담당하는 곳이기 때문이다. 이를 실천하고 주지시킬 필요성이 있다. 약국이 담당하는 폭넓은 건강관리기능은 충실한 조제업무로도 연결되며, 이 기능을 하는 약국이라면 분업비판론 등과 같은 약국 · 약사에 대한 비난이 파고들 틈을 주지 않을 것이다.

● 조제의존에서 탈피하자

두 번째는 약국경영면에서의 이유이다. 조제수가에 의존하는 경영체질이 위험한 것은 최근의 진료수가 개정에서도 분명히 나타났다. 재정면에서 엄정한 평이 내려진 것이다. 조제업무를 개선하고 심화했다고 해도 그것이 수수료에 반영된다는 보장은 없다. 오히려 기준이 높아지고, 그 기준이 넘지 못하면 기존의 점수 그 자체도 확보할 수 없는 상황이 올 수 있다는 것을 자각해야 한다. 조제는 다양한 약국기능 중에 하나이다. 경영면에서 볼 때, 조제에 100% 의존하는 것은 위험하다.

우선은 약국 · 약사 자신이 기존의 고정관념을 타파하는 시도를 시작해야 한다.

2 미국약사가 의사보다 신뢰받는 이유

미국에서는 오랫동안 약사가 신뢰받는 직종 1위였다는 것은 잘 알려진 사실이다. 2001년 9월 11일 동시다발적인 테러로 그 자리를 소방관에게 내주긴 했지만, 그때까지 신뢰받는 직종 1위를 유지해왔던 것은 놀라운 일이다.

그것은 약사가 수입이 높기 때문도 명예가 있기 때문도 아니다. 수입과 명예가 높은 직종에는 정치가, 사업가, 변호사, 의사 등 많이 있다. 그러나 명예나 고수입은 「신뢰받는 직종」과는 별개 문제이다.

미국의 약사는 약사로서 필요한 지식을 가지고 있는 것은 물론, 커뮤니케이션 기술이 뛰어나다. 그러나 가장 중요한 것은 그 지식을 고객의 일상적인 건강관리에 도움을 주는데 사용한다는 것이다. 그것이 「신뢰받는 직종 1위」를 지속하게 하는 최대 이유이다.

미국약사는 드럭스토어나 약국에서 고객을 맞이하고 언제나 상담에 응해준다. 미국에서 의사를 만나기 위해서는 많은 시간과 금액이 필요하지만, 약사는 「언제나」 「쉽게」만날 수 있고, 게다가 「무료로」상담에 응해준다. 상담은 처방약부터 일반의약품, 서플리먼트, 일상생활까지 모든 내용이 포함된다.

약사가 신뢰받는 것은 이와 같은 활동을 적극적으로 실시하며, 1차 진료의 최전선 역할을 확실히 의식하고 있기 때문이다. 즉 의료종사자로서 윤리관, 사명감을 갖춘 직능인이기 때문에 고객의 신뢰를 얻고 있다고 단언할 수 있다.

약물치료에 대한 약사의 책임

1 파마슈티컬 케어란(Pharmaceutical Care)

파마슈티컬 케어의 개념이 등장한 것은 지금부터 약25년 전이다. 파마슈티컬 케어는 1990~1993년에 걸쳐서 미국 · 플로리다대학 약학부의 C.D 헤플러들에 의해 제창되었다. 헤플러는 파마슈티컬 케어를 『환자의 QOL을 개선한다』라는 명확한 목표를 위해 실시하는 약물요법에 공급을 책임지는 것이라고 정의하였다(표 3-3).

파마슈티컬 케어에 대해서는 헤플러 이후, WHO(세계보건기관) 및 미국약사회도 그 개념을 정의하였는데, 기본적으로는 환자 본위의 약물요법을 실천할 때의 약사의 행동철학으로 자리잡았다.

표 3-3 **파마슈티컬 케어의 정의**

헤플러 「환자의 quality of life(QOL)을 개선한다는 성과를 목표로 한 책임 있는 약물케어의 제공」이며, 「의약품의 유통 및 정보관리책임을 환자에 대한 약물치료의 책임으로 보고, 환자케어를 하는 약학」
일본약학회의 약학용어에서 약사업무를 환자의 시점에서 재검토하고, 약사의 행동철학으로서 체계를 만들려고 하는 생각이 파마슈티컬 케어이다.
세계보건기관(WHO) 약사행동의 중심에 환자의 이익을 두는 행동철학이다. 파마슈티컬 케어는 환자의 보건 및 QOL(생활의 질)의 향상을 위해서 명확한 치료효과를 달성한다는 목표를 가지고 약물요법를 실시함에 있어서, 약사의 자세 · 행동, 관여, 관심, 윤리, 기능, 지식, 책무 및 기능에 초점을 두는 것이다.
미국약사회의 정의 환자의 QOL을 개선하는 성과가 목적이며, 이를 위해 책임을 가지고 약에 관한 케어를 환자에게 직접 제공하는 것이다.

2 클리니컬 파마시와의 차이 (Clinical pharmacy)

헤플러 이전에는 클리니컬 파마시라는 용어가 널리 사용되었다. 클리니컬 파마시의 개념은 약학의 발전으로 제약기업의 제조기술이 향상되어 약제의 조제가 약사업무에서 사라지게 되자 위기감을 느낀 약사가 환자지향의 약제업무로 이동하는 가운데 생겨난 것이다.

클리니컬파마시는 「환자지향의 약사업무」로 정의되며, 일본에서는 병원약사로부터 시작되었다. 환자와 관계를 긴밀히 하기 위해 병동 등에서 약사가 주사약의 조제, 복약지도, *TDM(치료약물 모니터링), 약력작성 등을 실시하면서 약물요법의 질적 향상과 의료비의 효과적인 운용을 도모하게 되었다. 이 개념은 약국에도 응용되어, 약력관리, 복약지도, 투여 후의 모니터링, 의사나 환자에 대한 정보제공 등 넓은 의미에서 클리니컬 파마시로 자리잡아 왔다.

파마슈티컬 케어와 클리니컬 파마시의 다른 점은 파마슈티컬 케어가 약사의 업무목적을 환자의 QOL이라고 단정하고 있는 점이다.

*TDM :Therapeutic Drug Monitoring

3 파마슈티컬 케어의 목적은 환자의 QOL 향상

WHO(세계보건기관)과 FIP(국제약사약학연합)은 2006년, 공동으로 「약사업무의 새로운 전개~환자중심의 케어를 목표하여~」라는 제목으로 성명을 발표하였다. 여기에 「약사는 카운터 안에서 나와 약을 건네주는 일 뿐만 아니라, 환자케어 제공을 통한 사회공헌을 시작해야 한다. 조제라는 단순한 작업 그 자체에 미래는 없다. 조제 작업은 인터넷, 조제기계, 잘 훈련된 기술보조원들이 대체할 수 있고, 또 그렇게 될 것이다」라고 서술하였다.

이는 진정 약사업무의 세계적인 흐름이며, 고령사회에 직면하고 있는 일본 약사에게도 중요한 과제임에 틀림없다. 약사에게는 환자의 복약케어를 통하여 사회공헌에 이바지할 것이 요구되고 있다.

④ 결과를 동반할 때, 환자의 신뢰가 생긴다

파마슈티컬 케어는 「환자의 QOL 향상」이라는 목표를 향하여 약국업무를 체계화하는 것이라고 단언할 수 있다. 약사가 환자에게 서비스(전문적 지식 · 기능)를 제공하고, 그 서비스가 환자의 QOL 향상이라는 명확한 결과를 동반할 때, 환자는 약사에 대한 신뢰감이 생긴다. 그 신뢰관계가 단골약국,

단골약사로 연결되는 것이다.

「약사가 조제한 처방약을 복약지도 후 건네는 것」은 단순히 약제를 교부한 것에 불과하다. 환자가 생각하는 약사의 이미지가 「약을 조제하여 건네는 사람」의 수준에 있다면, 이것은 조제의 개념에서 말하는 「제1세대」에서 조금도 진보하지 않았다는 것이다.

⑤ 환자와 신뢰관계 구축, '커뮤니케이션'이 열쇠

파마슈티컬 케어를 실천하는 순서는 ⓐ 환자의 배경을 고려하면서, 개개의 환자가 요구하는 것에 대한 정보를 수집한다. ⓑ 환자의 요구와 관련하여, 약학적 지식 · 기능을 발휘하여 약물요법에 대한 지도 및 정보를 제공한다. ⓒ 그 결과를 관찰하고 사후점검을 실시한다. ⓓ 이것을 반복한다 이다.

이때, 가장 중요한 것은 환자와 약사간의 신뢰관계 구축이며, 그 기본은 커뮤니케이션에 있다는 것은 말할 필요도 없다.

일본형 파마슈티컬케어란

한편, 파마슈티컬 케어라는 개념은 700년이 넘는 약사업무의 역사를 갖고 있는 서양의 토양에서 태어났다는 점을 고려해야 한다.

서양에서는 긴 역사 속에서 '약국이란 무엇을 해주는 시설인가' '약사는 어떠한 서비스를 해 주는 직업인가' 라는 합의가 국민들 사이에서 형성된 것이다.

그러나 일본은 의약분업이 시작되고 불과 40년밖에 경과하지 않았다. 그 의약분업도 국민 · 환자의 의향이 아니라, 국가 주도의 정책전환으로 진행되어 왔다. 그 때문에 의약분업이라는 시스템, 약국이나 약사에 대한 합의는 지극히 표면적인 인식수준이었다. 즉, 약국은 처방전을 가지고 가는 곳이며, 약사는 약을 조제하여 건네주는 사람이다의 수준이다. 여기에 일본형 약제공급 시스템의 특이성과 문제점이 있다.

그렇다고 한다면, 파마슈티컬 케어의 본질, 기본적인 개념을 토대로 일본의 실정에 맞도록 실천해야 나가야 할 것이다.

대인업무와 대물업무

2014년도 조제수가 개정에서는 「약제복용력 관리지도료」의 산정요건에 「조제약을 모두 갖춰놓기 전에 환자 등에게 남은약, 복약상황, 제네릭의약품의 사용의향 등을 확인할 것」이 의무화 되었다(표 3-4).

표 3-4 약제복용력 관리지도료의 산정요건 「선확인」

2014년 개정	처방전 접수 후 약을 모두 갖추기 전에 환자 등에게 확인할 것.
2010년 개정	처방전 접수 후 약을 모두 갖추기 전에 환자 등에게 확인하도록 노력할 것.

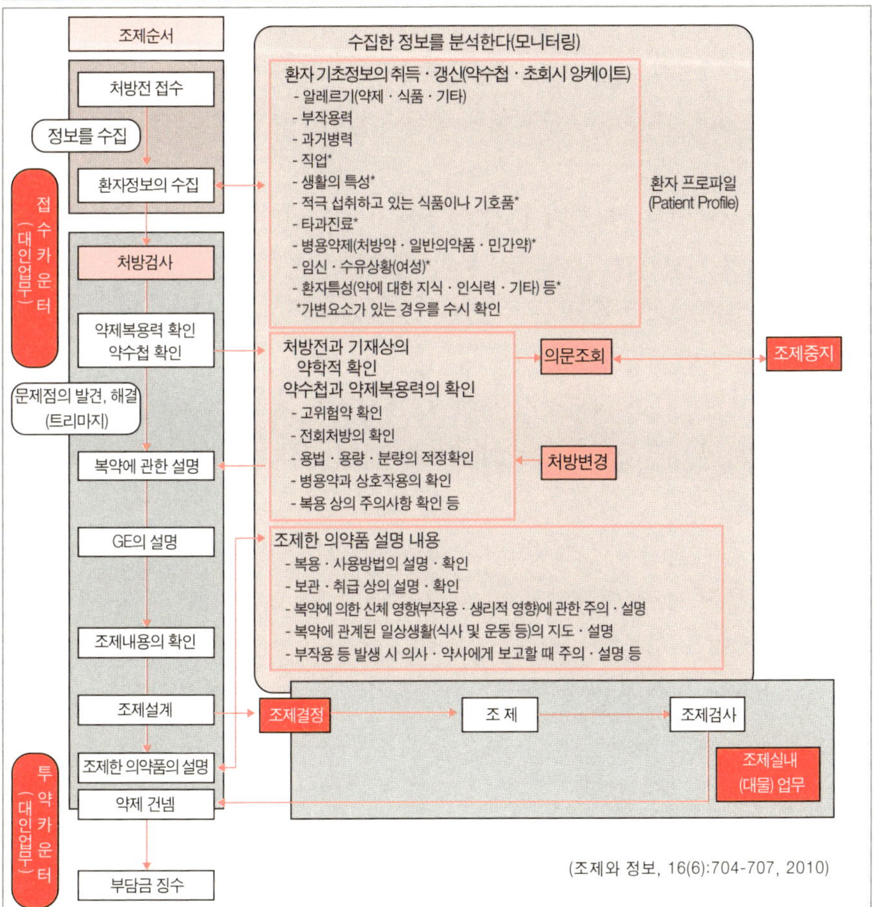

그림 3-1 바람직한 조제순서

의사가 환자를 진찰할 경우에는 진찰, 문진, 진료기록카드 등을 확인하고 나서 치료방침을 결정하는 것을 당연하게 생각해 왔다. 하지만 약국의 경우에는 처방전 검사 및 약력조합 등은 실시하지만, 환자의 복약상황, 남은약상황, 제네릭의약품의 사용의향 등은 확인하지 않고 조제하는 경향이 일반적이었다.

이 조제순서의 변경은 새롭게 추가된 것이 아니라, 2010년 조제수가 개정에서 약제복용력 관리지도료의 산정요건으로서「확인하도록 노력할 것」이라는 노력규정이었던 것이 2014년에「확인할 것」으로 개정된 것뿐이다.

2014년도의 조제수가 개정에 관한 후생노동성의 설명자료에는「의사는 환자의 문진 등을 통해서 최후에 진단을 하고, 치료방법을 결정한다. 약사도 환자의 문진(복약상황, 남은약 , 제네릭의약품의 사용의향 확인) 등을 하고, 마지막으로 처방전 내용대로 조제해도 좋은지 판단하는 것이 필요하다」고 기재하였다(그림2-7 참조).

또, 2011년에 일본약사회가 편집한『조제지침 제13개정』의「조제의 개념」에는「약국에서 처방전을 접수하고, 환자 정보를 들은 후 문제점을 발견 · 해결한 후에 비로소 조제설계를 할 수 있다」라는 내용이 포함되었다. 이를 발전시켜 도식화한 것이 그림 3-1이다.

이로써, 보험청구와 업무수행 두 가지 측면에서 조제업무를 할 때, 대인업무(환자대응)와 대물업무(조제행위)를 명확하게 구분하여 조제를 실시한다는 원칙이 확립되었다.

즉, 대인업무(환자정보의 수집, 약력조합, 의문조회)를 먼저 끝내지 않으면, 대물업무(조제)로 이동할 수 없는 것이다. 예를 들면 약을 건네주는 단계에서 복약설명을 하는데,「이 약은 남아 있습니다」라고 환자가 말해도 이미 완성된 조제약은 변경할 수 없다. 제네릭의약품 사용의향 확인도 마찬가지로, 이미 완성된 조제약을 눈앞에 두고 변경할 수는 없는 노릇이다.

2014년도 개정에서 다시 한 번「선확인」의 원칙이 의무화되었다고 하는 것은 조제수가 산정 상의 유의사항이나 업무수행 상의 원리원칙인 조제지침이 지금까지 준수되지 않았다는 반증이기도 하다.

제 언 6

다시 한 번 의약분업이란 무언인지 생각해보자

조제하는 것이 의약분업은 아니다

최근 신약개발은 눈부신 발전을 보이고 있다. 기존의 의약품 개발은 저분자 화합물을 중심으로 유효성분을 탐색하는 것이 주류였지만, 최근에는 항체의학으로 대표되는 바이오의약품으로 이동하고 있고, 여기에 약사 참여의 중요성이 높아지고 있다.

이와 같은 시대의 의약분업이란 의(醫)와 약(藥)의 전문가가 협동하여 개별 환자에게 최적의 약물치료를 제공하는 것이다. 『제13 개정 조제지침』에서 「조제의 개념」이 개정된 것은 조제를 좁은 범위에서 보는 것이 아니라, 환자의 약물요법 전체를 책임지는 것으로 본다는 입장을 명확히 하기 위한 것이다.

이를 위해 가장 우선해야 할 것은 환자 및 처방의사에 대한 정보수집과 제공이다.

환자에 대해서는 불안감이나 생각을 헤아리고 생활배경을 토대로 적절한 복약지원을 실시하고, 처방의사에 대해서는 환자의 복약실태나 의향을 토대로 약사의 관점에서 정보제공 및 제안을 실시하는 것이다. 이로써 환자는 안심하고 치료를 받을 수 있고, 의사와 약사는 신뢰관계가 자라난다. 의사 중에는 「지시대로 조제하면 된다」라고 생각하는 사람도 있지만, 이는 약사의 조제업무를 좁은 의미로 축소시켜 생각하고 있기 때문으로, 약사가 적극적으로 정보를 제공하여 의약품과 환자의 복약을 책임을 지고 있다는 입장을 이해시킬 필요가 있다.

효과의 최대화와 위험의 최소화

의약품의 관리자인 약사가 약물치료에 공헌하기 위해서는 「효과의 최대화」와 「위험의 최소화」를 실현해야 한다. 의약분업이라는 시스템에 약사가 관여하는 의미가 여기에 있다고 해도 과언은 아니다.

효과의 최대화란 처방내용, 복용량, 복용방법 등을 포함하여, 환자의 생활배경을 토대로 한 복약케어를 실시하는 것이다. 이를 위해서는 복용상황이나 증상의 변화, 부작용 발현의 유무까지 지속적으로 추적해야 한다.

위험의 최소화란 부작용의 발현을 방지하는 것 이외에도, 경제적 부담이나 복용의 어려움 등 환자의 결점을 최소화하는 것이다.

의약품에는 항상 효과와 부작용 위험이 동반한다. 부작용이 두려워 복용하지 않거나 복용을 잊어버리는 등의 문제를 해소하기 위해서도, 약에 대한 지식과 이해를 넓힐 수 있도록 도와주는 약사의 접근이 필요하다.

제 언 7

약사란 무엇인가를 재확인하자

약사는 조제사가 아니다

1 조제의 개념변화를 쫓아가자

이미 지적한 것과 같이, 약사법 제1조에는 약사의 업무와 관련, 「조제」「의약품의 공급」「기타 약사(藥事)위생」 등의 3개 항목을 제시하였다. 또, 뒤 단락에는 「공중위생의 향상 및 증진에 기여하고, 이로써 국민의 건강한 생활을 확보한다」라고 하였다. 앞 단락에는 업무내용, 뒤 단락에는 업무를 통한 목적이 규정되어 있는 것이다.

주목할 것은 의사법, 치과의사법, 약사법 모두 그 제1조의 뒤 단락에 「공중위생의 향상 및 증진에 기여하고, 이로써 국민의 건강한 생활을 확보한다」라고 기재하고 있는 것이다. 보건사조산사간호사법(보조간법)에는 이러한 규정은 없으며, 의사, 치과의사, 약사에만 공통되는 조문이다(표 3–5).

표 3-5 의사법, 치과의사법 제1조

(의사법) 제1조 의사는 의료 및 보건지도를 담당하여 공중위생의 향상 및 증진에 기여하고, 이로써 국민의 건강한 생활을 확보한다. (치과의사법) 제1조 치과의사는 치과의료 및 보건지도를 담당하여 공중위생의 향상 및 증진에 기여하고, 이로써 국민의 건강한 생활을 확보한다.

표 3-6 약사법 제1조, 제19조, 제23조

제1조 약사는 조제, 의약품의 공급, 기타 약사위생을 담당하여, 공중위생의 향상 및 증진에 기여하고 이로써 국민의 건강한 생활을 확보한다. 제19조 약사가 아닌 자는 판매 또는 수여의 목적으로 조제해서는 안 된다. 제23조 약사는 의사, 치과의사 또는 수의사의 처방전이 아니고서는 판매 또는 수여의 목적으로 조제를 해서는 안 된다.

그렇다면, 약사의 전권 사항인「조제」의 정의에 대해서 살펴보자. 실제 약사법에는 조제라는 용어가 사용되고 있지만(표 3-6), 조제의 정의에 대한 기재는 없다. 협의의 조제는「일정의 처방에 따라서 2종류 이상의 약품을 배합하거나 또는 1종류의 약품을 사용하여 특정 질병에 대한 약제를 조제(調製)하는 행위」로 해석된다. 결국 처방에 기초한 약제의 조제(調製)를「조제(調劑)」라고 부르는 것이다.

한편,『제13 개정 조제지침』에는 다음과 같이 기술되어 있다.

> 조제의 개념이란, 진단을 통해 지시된 약물요법을 약사가 전문성을 살려서 환자에게 개별 최적화하여 실시하는 것을 말한다. 또, 환자에게 약제를 교부한 후에도 그 후의 경과관찰 및 결과를 확인하고, 약물요법의 평가와 문제를 파악하여 의사 및 환자에게 그 내용을 전달하는 것까지 포함한다.
>
> (일본약사회 · 編: 제13개정 조제지침, p3, 약사일보사, 2011)

여기서 알 수 있는 것은 전자가 협의(俠義)의 조제의 개념이고, 후자가 광의(廣義)의 개념이라는 것이다.

또, 조제지침에서는 조제의 과정을 다음과 같이 기술하였다.

> ⓐ처방이라는 정보를「약의 전문가」로써 약학적 관점에서, 최신의 의약품 정보 및 환자의 생리기능, 생활환경을 감안할 때 그 환자에게 적정한지를 평가한다.
> ⓑ처방정보에 기초하여 최적의 방법으로 환자에게 제공할 수 있도록 조제설계(약제 분쇄 등의 제제가공 또는 조제(調製), 혼합, 일포화 등의 검토)를 한다.
> ⓒ환자가 의약품을 적정하게 사용(상호작용 또는 부작용 등을 회피할 수 있도록 자신의 관리능력을 최대한 발휘)할 수 있도록 정보제공(복약지도)을 한다.
> ⓓ약제를 교부한 후, 환자가 최적의 사용을 했는지 및 사용 후의 유효성 평가, 상호작용 · 부작용의 발현 유무 등을 확인한다.
> ⓔⓓ의 정보를 처방에 피드백한다.
>
> (일본약사회 · 編: 제13개정 조제지침, p4, 약사일보사, 2011)

조제지침에 제시된 조제의 과정과 같이, 최근에는 처방전 접수부터 교부 후의 추적조사 및 복약상황 등의 정보를 다음 처방에 활용하기까지의 일련의 사이클로 조제의 개념이 확대되고 있다. 협의의 조제는 "약제의 조제(調製)"라는 한정적인 의미로밖에 사용되지 않게 되었다.

2 행정도 약사업무의 변화를 요구한다

조제수가의 방식에도 문제가 있는 것 같다. 현재의 조제수가는 "노동시간"에 의해 얻어지는 조제료의 무게가 높고, 약학적 판단을 동반하는 기술료는 무게가 낮다. 이 때문에 조제행위=조제라는 개념에 한정되기 쉽다.

조제는 처방전 접수, 환자정보 수집, 처방전 검사, 조제(調劑, 調製), 복약지도, 교부 후의 추적조사 등의 과정이 있는데, 조제수가는 반드시 조제업무 전체를 반영한 구성은 아니다.

2014년 6월에 내각 결정된『경제재정과 개혁의 기본방침 2014』(주요방침)에는 조제수가와 관련,「조제 중시에서 복약관리 · 지도 중시로 전환」이 포함되었다(표1-4 참조). 현재의 조제수가 체계를 업무내용에 대응한 구성으로 개편하려는 의도가 엿보인다.

「의약품 공급」「약사(藥事)위생」없는 약사는 있을 수 없다

약사의 업무 중 조제 이외의 업무인「의약품 공급」「약사(藥事)위생」에 대하여 생각해보자.「의약품 공급」에서 의약품이란 약사 이외에 의약품 공급을 책임지는 직능인이 없는 이상,「모든 의약품」으로 생각하여야 한다. 모든 의약품이란 마약도 포함한 약국의약품(전문의약품+약국제제), *요지도(要指導) 의약품 , 일반의약품 전체를 말한다.

따라서,「전문의약품밖에 모른다」「전문의약품밖에 취급하지 않는다」라는 자세는 약사에게 맡겨진 업무를 등한시하는 것과 다름없다. 마찬가지로 약국은「모든 의약품의 공급 거점」인 이상, 모든 의약품을 취급하여야 약국으로서 존재가치를 나타낼 수 있는 것이다.

다음으로「약사위생」이란, 약학지식을 바탕으로 하여 약품의 제조 및 판매,

이용을 위한 환경정비, 관리, 연구를 하는 것뿐만 아니라, 식품이나 폐기물, 극약 · 독극물 등을 제조하고 폐기할 때의 위생면, 환경면의 관리업무를 하는 것도 의미한다. 식품 등 얼핏 보면 의약품과는 거리가 멀어 보이는 것이라도 화학물질이 들어있는 이상 약사위생의 범주라고 생각할 수 있다.

이상과 같이 약사에게는「조제」「의약품공급」「기타 약사위생」을 통하여「국민의 건강한 생활을 확보할 것」이 요구된다. 결코, 약사의 직능이 단순 조제행위로 한정되어서는 안된다

「조제란 무엇인가. 약사란 무엇인가」라는 근본적인 부분을 더욱 깊이 논의하여, 현재상황과 본연의 약사직능과의 갭을 메우기 바란다.

*요지도(要指導)의약품 :인터넷등으로 판매할수 없도록 분류된 의약품. 약사가 환자를 직접 문진하며 지도,판매하는 의약품

제 언 8

파마슈티컬 케어를 실천하자

파마슈티컬 케어 실천에 필요한 4가지

파마슈티컬 케어는 비교적 새로운 개념이지만, 요점은 환자지향의 약제업무를 더욱 진화시키는 것이다.

파마슈티컬 케어를 실천하기 위해서는 4가지 포인트가 필요하다. 첫 번째는「환자정보의 수집」, 두 번째는「처방의사와의 양호한 커뮤니케이션」, 세 번째는「다직종 제휴를 통한 팀 의료」, 네 번째는「성과」이다.

환자정보를 정확하게 수집하자

첫 번째「환자정보의 수집」은 조제 전의 약력체크 및 환자 인터뷰로부터 시작되는데, '처방약 교부 후 복약기간 중의 약사 관여'가 반드시 필요하다. 복약기간 중의 약사관여는 복약기간 중인 환자의 정보를 보다 깊게 파악하는 것과 그 정보를 토대로 약리 및 약물동태의 관점에서 의사에게 처방을 제안하고 환자에게는 적절한 복약케어를 실시하는 것을 말한다.

환자정보는 환자의 호소 및 남은약의 상황 등을 파악하는 것을 통해서도 어느 정도 수집할 수 있는데, 재택업무에서 활용되고 있는 정보단말기를 활용하는 방법도 효과적이다. 또 바이탈사인을 체크함으로써 보다 정확한 정보를 얻을 수 있다.

약사의 바이탈사인 체크는 이미 상식화되었다. 중요한 것은 약학적 시점에서 바이탈사인의 체크 결과를 평가하는 것이다. 즉, 파마슈티컬 어세스먼트(약학적 평가)가 중요하다.

이 같은 시점에서 생각해 보면, 약제복용력 관리지도료의 산정요건이 되는 항목은 확실히 중요한 항목이긴 하지만, 약학적인 판단을 위해서 매번 확인이 필요한 것과 보통은 그다지 변화가 없는 것 등 확인 작업에 템포 조절이 필요하다는 것을 알 수 있다. 또 환자에게 확인이 필요한 사항은 질환이나 약물치료의 내용, 환자의 상태 등에 따라 각각 달라진다는 것도 이해할 수 있을 것이다. 파마슈티컬 케어에서 요구되는 환자의 약물치료를 책임지기 위해서는 환자별 정확한 정보수집이 없어서는 안 된다.

의사와의 양호한 관계, 약물치료의 안전을 확보하자

두 번째 「의사와의 양호한 커뮤니케이션」은, 수집한 환자정보를 전달하고 약사의 관점에서 이야기를 나누면 상호 정보를 공유할 수 있기 때문에 보다 좋은 약물치료로 연결되는 장점이 있다.

약물치료에서는 일반적으로 「의사는 덧셈」 「약사는 뺄셈」이라는 말이 있다. 약물치료 도중에 무슨 일이 발생했을 때, 의사는 의약품을 추가함으로써 일어난 증상에 대한 대처를 생각하고, 증상이 개선되지 않았을 때에도 바로 처방을 추가하는 경향이 있다. 반면, 약사는 복용 중인 의약품에 의해 구갈, 약제성 파킨슨증 (parkinsonism), 섬망 (delirium)등의 부작용이 발현되었을지 모른다고 생각하여 감량 등으로 대처하는 습성이 있기 때문이다. 이러한 발상의 차이를 토대로 적절한 조언을 할 수 있다면, 이것이야 말로 진정한 파마슈티컬 케어의 실천이다.

제휴를 위한 공통언어를 이해하자

세 번째 「팀 의료」는 파마슈티컬 케어를 실천하는데 없어서는 안 될 요소이다. 팀 안에 약사가 들어감으로써 의약품에 관한 모든 문제가 크게 개선된다. 이를 위해서는 각 직종의 업무를 이해하고, 공통의 언어를 습득해야 한다. 반대로 약사 특유의 표현 등도 타직종이 이해할 수 있도록 개선할 필요가 있다.

약사의 적극적인 관여가 기대되는 재택의료, 재택개호는 여러 의료직종 및 개호직종이 한 명의 환자 · 개호환자를 돌보는 팀 의료의 상징적인 분야이다. 개호직종은 의료 언어에 대한 이해가 부족하고, 의료직종은 * 개호 언어에 대한 이해가 부족한 것이 종종 지적된다. 또 개호직 중에는 의사에 대한 조심스러움도 있어 좀처럼 정보교환이 어렵다는 목소리도 있다. 약사는 의료직종이지만, 의사와는 다른 시점에서 의료 · 개호를 볼 수 있는 입장이다. 이를 잘 이용하여, 공통언어의 이해를 통해서 상호 이해를 높여 주고, 환자 · 개호환자에게 보다 좋은 케어를 제공하는 중간역할을 할 것이 요구된다.

그렇다면 약국약사의 중요한 문제로 떠오른 지역의 건강관리 거점으로서의 역할은 어떠한가. 지역주민이 적절한 의료 · 개호를 받을 수 있도록 지역에서 문지기적인 역할을 할 것이 요구된다. 지역주민을 대상으로 한 검체측정이나 바이탈사인 체크 등을 통해서 예를 들면, 당뇨병 잠재환자의 발굴, 진료권장을 통한 중증화 방지에 공헌할 수 있다. 이것이야 말로 진정한 파마슈티컬 케어의 실천 그 자체이다.

또, 건강관리의 기본인 식사 · 수면 · 운동 등의 부분에서도 약사가 할 수 있는 일은 적지 않다. 관리영양사 등과 제휴함으로써 보다 충실한 내용의 건강관리를 실천할 수 있다.

* 개호 : 곁에서 돌봄 (신체장애나 질병등으로 남의 도움이 필요한 상태)

약사가 관여하는 장점을 가시화하자

네 번째 「성과 (outcome)」. 즉 의료 상의 성과를 제대로 평가하는 것이 중요하다. 파마슈티컬 케어의 관점에서 투여한 약제가 기대대로 효과를 발휘하고 있는지, 부작용의 발현은 없는 지 등 약물치료의 효과를 평가하는 것이다. 이로 인해 팀 의료는 더욱 강하고 튼튼해져 갈 것이다.

성과에 대한 평가는 약물치료에 약사가 관여함으로써 안전성과 유효성이 담보되고, 의료 경제적으로도 장점이 있다는 것을 증명해 줄 수 있는 관점에서 이루어져야 한다는 것이 중요하다. 특히 의약분업에서는 병원내약국 용인론 등 편리성을 둘러싼 논의가 일고 있는데, 편리성을 이기는 안전성이 확보되고 있다는 것을 검증해야 한다.

이것은 현장에서의 개별 대응과 조직적인 대응 양면에서 실시되어야 한다. 개별대응에서는 특히 고령자에 대한 복약케어, 항암제 투여 시의 용법이나 부작용 관리, 또 급증하는 생활습관병에 대한 약사의 관여가 어떻게 환자의 QOL 향상에 공헌 할 수 있는지 등의 성과를 평가하여 , 팀 의료 안에서 공유하는 체제를 만들어야 한다.

동시에 조직적 대응으로는 예를 들면, 일본약사회에서는 약사의 남은약 확인 대응이나 의문조회가 약제비 경감으로 이어졌다는 보고서를 정리한 바 있다. 이러한 사례를 더욱 충실화하는 동시에, 다제(多劑) · 중복복용 등에 대한 적극적인 관여, 적절한 복약케어에 의한 치료효과 등 질적인 평가방법을 확립하여야 할 것이다.

조제업무를 시작으로 한 약사업무는 시대의 변천과 함께 진화하여 왔지만, 이러한 업무를 통해서 얻어진 성과를 평가하는 제도는 부족하다. 그것이 분업비판론으로 연결된 측면도 부정할 수 없다. 일상업무에 정면으로 마주하면서 그 성과를 약사뿐만 아니라 관계직종이 공유하면 환자의 QOL은 더욱 향상될 수 있을 것이다.

정보공유의 방법으로 「논문을 쓰는 것」도 중요하다. 의학계에서는 새로운 의료기술에 대한 평가를 논문으로 정리하여 공개함으로써 그 기술을 널리 공유하는 것이 일반적이다. 또 새로운 의료기술에 보험을 적용할 때에는 논문 등 근거가 되는 정보(증례사례)가 존재하는 것이 중시되고 있다.

약사들로부터 종종 「졸업논문 이후 논문을 쓴 적이 없다」라는 이야기를 듣는다. 그러나 약사로서 실시한 행위를 사회에 보이고 평가를 받으려고 한다면 또, 그 행위를 보험상환의 대상으로 삼고 싶다면 적어도 논문으로 쓰지 않으면 안 되는 시대가 되었다는 것을 항상 의식하기 바란다.

제언 9

새로운 조제순서를 이해하자

대인업무의 「선확인(先確認)」은 조제업무를 충실화한다

대인업무의 선확인을 실시함으로써, 조제업무의 법령준수, 약력의 충실, 환자 상황에 따른 최적의 조제, 약물요법의 안전관리 등을 기대할 수 있다.

우선, 법령 준수와 관련해서는, 약사법 제9조의 3 제2항에서 「약국개설자는 종사하는 약사에게 선확인을 실시하게 해야 한다」고 선확인의 원칙을 규정하고 있다(표 3-7).

이 규정은 의약품의 인터넷판매 규칙을 정비하는 과정에서 마련된 것이다. 일반의약품을 판매할 때, 구입자로부터 미리 정보를 수집하고 확인한 후 판매할 것을 법률로 규정하였다. *요지도(要指導)의약품, 나아가서는 처방전 조제도 마찬가지임을 굳이 규정한 것이다.

또, 약사법 제24조에는 「처방전의 의문이 해소되지 않은 경우에는 조제를 해서는 안 된다」라고 하고 있다(표 3-8). 선확인을 통하여 의문의 유무를 확실히 하지 않고, 바로 조제업무를 실시하는 것은 약사법(藥事法)이나 약사법 위반으로 추궁당할 가능성이 있다는 것을 깊이 명심하여야 한다.

*요지도(要指導)의약품 :인터넷등으로 판매할수 없도록 분류된 의약품.
약사가 환자를 직접 문진하며 지도.판매하는 의약품

'선확인'의 요건은 무엇인가

공동지도에 입회할 기회가 많은 약사의 말에 따르면 「분명히 의문이 있을 것으로 생각됨에도 불구하고 의문조회를 하지 않는 경우를 볼 수 있다」고 한다.

이 경우 의문조회는 처방전만이 아니라 약력조회 및 환자정보 수집도 포함

표 3-7 선확인에 관계된 법령

> **약사법 제9조의 3 제2항** (조제된 약제에 관한 정보제공 및 지도 등)
> 약국개설자는 전항의 규정에 의한 정보의 제공 및 지도를 실시하게 할 때에는, 해당 약사에게 미리, 해당 약제를 사용하려고 하는 자의 연령, 다른 약제 또는 의약품의 사용상황, 기타 후생노동성령에서 정한 사항을 확인하도록 시켜야 한다.
>
> **약사법 시행 규칙 제15조의 12 제4항**
> 법제 9조의 3 제2항의 후생노동성령에서 정한 사항은 다음과 같다.
> 1 연령
> 2 다른 약제 또는 의약품의 사용 상황
> 3 성별
> 4 증상
> 5 실제로 걸린 다른 질병이 있는 경우는 그 병명
> 6 임신 여부 확인 및 임신 중인 경우는 임신 개월 수
> 7 수유 여부 확인
> 8 해당 약제에 관계된 구입, *양수(讓受) 또는 사용 경험의 유무
> 9 조제된 약제 또는 의약품의 부작용, 기타 사유에 의해 의심되는 질병에 걸렸던 적이 있는지 확인하고 또, 걸린 적이 있는 경우는 그 증상, 그 시기, 해당 약제 또는 의약품의 명칭, 유효성분, 복용한 양 및 복용 상황
> 10 기타 법 제9조의 3 제1항의 규정에 의한 정보의 제공 및 지도를 실시하기 위해서 확인이 필요한 사항
>
> *양수(讓受 : 약품을 다른 사람에게서 넘겨받음)

표 3-8 약사법 제24조(처방전 중의 의문)

> 약사는 처방전 중에 의문점이 있을 때에는 그 처방전을 교부한 의사, 치과의사 또는 수의사에게 문의하여 그 의문점을 확인한 후가 아니면, 그대로 조제해서는 안 된다.

하여 의문이 있는지를 판단해야 하는 것으로, 환자정보를 수집하지 않고 의문이 없다고 판단해서는 안 된다.

이 때문에, 환자정보를 선확인하면 의문점이 발견될 확률도 높아지게 마련이다. 가장 좋은 것은 「의문이 없는」것이지만, 확인을 했는데도 의문이 없었던 것인지 아니면 의문을 발견하지 못한 것인지의 차이가 있다. 2014년도 개정에서 약제복용력 관리지도료의 산정요건으로 의무화된 내용(표 3-9)의 d부터 n까지는 모두 의문의 유무를 확실히 하기 위한 것으로, 이들을 확인하고 나서가 아니면 조제를 시작할 수 없다는 것이 명백한 원칙이 되었다. 지금까지 조제실 안에서 실시해온 처방전 검사를 앞으로는 환자의 눈앞에서 환자와 이야기하면서 실시해야 한다. 이것은 약사 업무의 「가시화」로도 연결될 것이다.

"약사법"으로 규정하는 의미를 한 번 더 생각해보자

「선확인」에 의한 「대인업무 우선」은 조제지침 및 약제복용력 관리지도료의 산정요건에 포함되어 있을 뿐만 아니라, 약사법의 「약국개설자의 의무」안에도 포함되어 있는 것은 그 의미가 크다.

조제업무라는 약사의 전권사항을 약사법이 아닌 약사법의 본칙에서 세부적으로 규정하고 있는 것은 약국개설자를 규제하는 약사법으로 규정하지 않으면 "(종업원인)약사는 정상적인 업무를 할 수 없다"라고 본것이다.

표 3-9 **약을 갖춰놓기 전에 확인할 사항**

구분 10 약제복용력 관리지도료
(3) 약제복용력 관리지도료를 산정하는 경우는 약제복용력의 기록에 다음 사항 등을 기재한다.
a 이름 · 생년월일 · 성별 · 피보험자증의 기호번호 · 주소 · 필요에 따른 긴급 시의 연락처 등의 환자에 대한 기록
b 처방한 보험의료기관명 및 보험의 이름 · 처방일 · 처방내용 등의 처방에 대한 기록
c 조제일 · 처방내용에 관한 조회의 요점 등의 조제에 대한 기록
d 환자의 체질 · 알레르기력 · 부작용력 등의 환자에 대한 정보의 기록
e 환자 또는 그 가족 등과 상담한 사항의 요점
f 복약상황
g 남은약 상황의 확인
h 복용 중 환자의 몸상태 변화
I 병용약 등(일반의약품, 의약외품 및 모든 건강식품을 포함)의 정보
j 합병증을 포함한 과거병력에 관한 정보
k 타과 진료의 유무
l 부작용이 의심되는 증상의 유무
m 음식물(실제로 환자가 복용하고 있는 약제와 상호작용이 인정되는 것에 한정)의 섭취상황 등
n 제네릭의약품 사용에 관한 환자의 의향
o 약수첩에 의한 정보제공 상황
p 복약지도의 요점
q 지도한 보험약사의 이름
(4)
(3)의 d부터 n까지의 사항은 처방전을 접수한 후, 약을 갖추기 전에 환자 등에게 확인할 것.

2 조제행위에 매달리는 일본의 약사

조제실은 안전지대인가

1 약사 얼굴을 볼 수 없다

「약사 얼굴을 볼 수 없다」라는 지적은 심심치 않게 들려오는 이야기이다. 조제실에서

*피킹 · 조제에 바쁘고, 약제교부 할때만 겨우 환자와 얼굴을 마주하는 상황이라면 환자의 얼굴을 보는 일은 적을 것이다. 환자도 「약사님은 언제나 바쁘신 같아서 이야기를 들어줄 분위기가 아니다」라는 말을 한다.

예전에는 「성격적으로 사람과 이야기를 하는 것이 서툴기 때문에 약사가 되었다」고 말하는 약사도 있을 정도로, 약사라고 하면 성실하고 묵묵하게 안쪽에서 일하는 이미지가 있었다. 이러한 약사에게 조제실은 외부로부터 방어벽으로 보호된 안전지대일지도 모른다.

그러나 약학교육 6년제가 「임상약학」을 중시할 목적으로 도입된 것처럼, 대인업무가 서툴러서는 약국 등 임상 현장에서 일하기 어려운 시대가 되었다.

조제업무 자체가 처방전대로 조제하여 교부만 하는 업무에서 개념이 크게 확장되어, 특히 환자정보수집, 의문조회, 복약지도, 교부 후의 사후조사 등 대인업무의 무게가 커지고 있다. 오히려 약사는 조제실 안에서 나와 적극적으로 환자와 마주할 것이 요구되고 있다.

조제실의 업무가 바빠서 대인업무에 시간을 낼 수 없다면 조제기계나 테크니션의 활용에 눈을 돌려야 하지 않을까.

약사의 재택업무가 진행되지 않는 원인의 하나로 지적되는 「인적자원 부족」도, 대인업무가 서툴기 때문에 약국 밖으로 나가는 것을 주저해서 생긴 것은 아닐까. 재택업무는 약국 안에서 하는 조제와 달리 환자집이라는 '상대측

의 영역"에서 업무를 해야 한다. 주도권이 상대측에 있는 상황에서, 어떤 방법으로 약사로서의 업무를 수행할 수 있을지가 포인트이다.

* 피킹 (Picking 처방전에 기재되어있는 약품을 약장에서 찾아서 꺼내는 작업)

2 환자, 타직종과 커뮤니케이션이 불가결

이것은 약사로서의 커뮤니케이션 능력과 관계가 있다. 무엇 때문에 약사가 재택방문을 하는지, 재택에서 해야 하는 역할은 무엇인지를 확실히 상대에게 전달할 수 없으면 단순한 「약 배달」로 끝나버린다.

또 재택업무는 다직종 제휴가 불가결하다. 의사, 간호사, *케어매니저(Care manager), *헬퍼(방문요양사) 등의 의료 · 개호관계직종과 원활한 커뮤니케이션을 하지 않으면, 약사가 관여하는 의의를 전달하는 것도 불가능하다.

타직종과의 커뮤니케이션에는 공통언어도 필요하다. 조제실에만 갇혀 있다면 약사들끼리만 통용되는 최소의 언어로 충분할지 모르지만, 재택업무, 다직종 제휴 속에서는 약사 시점에서의 발언이 요구되고 타직종의 업무에 대한 이해도 필요하다.

약국에 요구되는 기능에는 「건강정보의 발신거점(發信 據點」이라는 역할이 있다. 이것도 약사가 수동적인 자세가 아닌 적극적인 자세로 일하지 않으면 약국이 무엇이 가능한지, 약사가 어떤 지원을 할 수 있는지 알게 하는 것은 아무래도 불가능하다. 결국 단골약국, 단골약사가 되기 위해서는 스스로가 능동적으로 일해야만 한다.

*케어매니저란(Care manager): 노인들의 건강을 관리하고 장기 요양 노인들에게 의료 · 보호 등의 서비스를 제공하는 직업

약사의 관여가 꼭 필요한 '리필처방전'

1 각국은 한 장의 처방전을 반복 사용하는 제도 시행중

의약분업 제도 중에 서양에는 있고 일본에 없는 것이 처방전을 반복 사용할 수 있는 「리필처방전」과 뒤에서 설명할 조제보조원이라고 하는 「테크니션 제도」이다. 의약분업이나 약사제도의 역사적 경위, 의료보험제도, 각 나라 사정

이 다르기 때문에 동일하게는 논의할 수 없지만, 일본에서도 두 가지 모두 도입을 원하는 목소리는 적지 않다.

처방전 리필제도를 시행하면, 환자는 재진을 위해서 의료기관에 가야할 필요가 없기 때문에 의료비 절감 및 의사의 업무량 경감의 효과를 얻을 수 있다. 약이 없으면 리필처방전을 사용하여 약국에서 조제를 받으면 되는데, 그 동안의 환자케어는 약사가 실시하기 때문에 약사의 추적관찰이 꼭 필요하다.

이렇게 되면 약사의 업무량이 증가하게 되기 때문에, 약제조제의 자동화, 테크니션 도입 등의 효율화가 필요하다. 일본에서도 리필처방전 도입에 대한 논의가 증가하고 있으므로, 약사는 그 시기에 대비하여 환자와의 관계, 처방의사와의 제휴 등을 확실히 해두어야 한다.

미국에서는 1951년에 리필처방전이 도입되었고, 프랑스나 영국, 호주에도 동등한 제도가 마련되어 있다. 미국은 리필과 신규 처방전의 비율이 거의 절반 수준이며, 리필 횟수는 처방의사가 결정하지만, 마약은 불가, 항불안제는 횟수 제한이 있다.

2 일본은 분할조제 활용을 논의

한편, 일본에는 리필처방전과 같은 제도로서, 처방기간의 원칙 철폐가 실시된 2004년에 도입된 「분할조제」가 있다.

이것은 장기처방으로 복용기간 중의 부작용 발현, 용체(容體)의 변화, 보관상황의 악화,복약 불이행(복용을 잊거나 잘못 복용하는 것) 등 약물치료 상의 문제가 생길 가능성이 있기 때문에 도입된 제도이다.

현행의 분할조제는 「처방약의 장기보존이 곤란한 경우, 그 밖의 이유로 분할이 필요하다고 인정된 경우」에 「처방전에 기재된 용량 · 일수의 범위 내에서 분할하여 투여하는 것」이다. 2008년부터는 제네릭의약품을 처음으로 조제할 때, 환자가 희망하면 분할하는 것이 가능해 졌다.

분할조제를 할 경우에는 처방의사에게 의문조회를 하여 양해를 구한 후에 처방전 뒷면에 조제연월일 및 조제일수, 약국명, 주소지, 약사명을 기입하고 날인한 후 환자에게 반환한다. 조제록에도 그 사실을 기입해야 한다. 또, 환자에게는 다음 번 약국 방문 예정일을 고지한다.

리필처방전과 분할조제의 차이점은 리필처방전의 경우, 처방전에 기재된 사용횟수 내에서 몇 번이라도 반복 사용할 수 있는 것이고, 분할조제는 처방전에 기재된 투여일수를 분할하는 것이다. 예를 들면, 30일 처방을 3회 반복할 수 있는 리필처방전의 경우는 합계 90일분의 처방을 한 것과 같다. 일본에서 90일분의 처방이 나온 것을 30일씩 3회로 나눠서 분할조제하는 경우와 매우 흡사하다.

리필처방전의 경우에는 약사가 지속적으로 모니터링할 것이 전제가 된다. 결국, 약사는 복약기간 동안 약물치료를 감시하게 된다. 환자가 1회에 받는 양이 미리 정해져 있어, 정기적으로 약국을 방문하게 되기 때문에 약사가 부작용 등을 체크하여 문제가 있으면 의사의 진단을 신청한다.

분할조제를 도입했을 때에도 조제를 할 때마다 약사가 환자의 상태를 체크할 수 있는 것이 장점으로 지적됐지만, 환자는 물론 해당 약사마저도 그 장점을 충분히 이해하지 못한 경향이 있다.

3 리필처방전 도입을 둘러싼 논의

일본에 리필처방전 도입 가능성은 있는가. 2010년 3월에 공표된 후생노동성의 「팀 의료 추진에 관한 검토회」보고서에서 「약사의 업무범위 · 역할을 한층 더 확대하기 위해서 검토하는 것이 바람직하다」며, 리필처방전의 도입 검토를 포함하였다.

또, 2014년 6월『경제재정운영과 개혁의 기본방침 2014』(주요방침)에서도 조제비 적정화 시책으로 「리필제도의 도입」에 대해서 「의사법과의 관계에 유의하면서 검토한다」고 기술하였다(표1-4 참조). 이 회의의 내용은 내각결정되었고, 거기에 기술된 의미는 매우 크다. 정부의 방침은 의료비 억제를 위해 재검료를 줄이고 싶은 의도가 있고, 거기에 의사회가 저항할 것은 충분히 예상 가능하다. 논의 과정에서 재진료를 대신하는 수수료를 어떻게 담보할지가 초점이 될 것이다.

학회와 관련해서는, 2014년 6월에 개최된 제9회 일본약국관리학연구회 연회에서 「리필처방의 가능성과 공동약물치료관리의 실천」을 테마로 한 토론회가 개최되는 등 리필처방전 도입을 위한 논의가 늘어나고 있다.

2014년도 진료수가개정 논의 과정에서는 분할조제의 방식이 테마로 거론됐지만, 결국, 지속심의에 그쳤다. 다음 번 2016년도 개정에서 장기처방과 분할조제가 어떻게 매듭지어질지 주목된다.

테크니션, 조제머신 활용에 대한 견해 차이

1 미국에서는 일반적인 '테크니션'

미국의 약국에서는 조제보조원 등으로 불리는 테크니션이 활약한다. 국가에 따라 호칭은 다르지만, 약사를 보조하는 자격자를 인정하는 나라는 많다. 이들 국가에서는 약사와 테크니션이 역할을 분담하여 환자를 대응한다(표 3-10).

예를 들면, 캐나다에서는 테크니션이 약국이나 드럭스토어에서 약사 감독하에 환자정보(생년월일이나 알레르기력 등) · 처방전 정보의 입수 및 컴퓨터 입력, 처방전 기재내용의 확인, 처방약의 계량조제, 외용제의 조합(무균제제를 제외), 약봉투의 작성, 조제한 약의 포장, 신규처방약 및 리필처방약의 상환, 인도, 회계 · 보험청구업무, 의약품의 보충 및 재고관리, 전화대응과 약사에 대한 조회 등등 다양한 업무에 관여하고 있다.

여기서 알 수 있듯이, 약사는 처방검사, 환자대응, 처방설계 등 약학적 판단을 동반하는 업무에 전념할 수 있게 된다.

그러나 일본에서는 처방전 접수부터 처방검사, 피킹, 약봉투 작성, 약제조제, 조제검사, 복약지도까지 모든 과정을 약사가 실시하고 있다. 이것이 환자에게는 처방전 제출부터 약제교부까지의 대기시간이 증가하는 요인도 된다. 이에 따라 정제분포기, 산제분포기, PTP제포기등의 조제기기를 도입하여 조제실수 방지, 작업의 효율화를 도모하는 약국도 적지 않다.

표 3-10 외국의 의약품판매제도

	의약품분류	조제보조 등	조제보조 등의 업무내용
프랑스	처방전 의약품	조제보조	약사의 감독 하에 의약품의 조합, 교부 등을 실시한다.
	처방전 임의의약품		
독일	처방전 의약품	약사	
	약국판매의약품	조제보조	약사의 감독 하에 대면판매
	자유판매의약품		
오스트레일리아	처방전의약품	조제보조	약사의 감독 하에 대면판매
	약사판매의약품	약사만	
	약국판매의약품	조제보조 약국보조	약사, 조제보조 또는 약국보조에 의한 대면판매
	자유판매의약품		
영국	처방전 의약품	약제기사 조제보조 약국보조	약사의 감독 하에 약제기사가 조제, 대면판매 의약품의 유효기한 확인, 피킹, 세정 등 약사 또는 약사의 감독 하에 대면판매
	약국판매의약품		
	자유판매의약품	-	
미국	처방전 의약품	테크니션	처방전 접수, 피킹, 조제
	비처방전의약품		
일본	처방전 의약품 비처방전의약품	-	-

2 테크니션의 도입을 학회에서 논의

이 때문에 서양과 같이 테크니션 제도를 도입해야 한다는 논의도 시작되고 있다.

2014년 9월 나고야시에서 개최된 일본의료약학회 연회의 심포지움에서는 「테크니션에 대한 제도적 위치의 필요성 및 그 효용에 대해서」논의가 이뤄졌다. 약사와 테크니션의 업무분담으로 약사는 환자케어에 집중할 수 있고, 또 약사가 의약품 선택이나 처방제안 등 상위분야에 관여함으로써, 사고방지 등에 도움이 된다는 지적이 있었다. 지금까지 공적인 자리에서 테크니션 제도가 논의된 예는 거의 없었던 만큼, 향후 일본에서도 테크니션 제도에 관한 본격적인 검토가 이루어질 것을 예감하게 하는 일이었다.

최근 새로운 작용기전을 갖는 의약품이 증가하여 약물요법이 복잡해지는 가운데 약물요법을 안전하고 효과적으로 실시함에 있어서, 약사의 역할이 더욱 중요해지게 되었다. 다직종의 의료팀 속에서 전문가로서의 역할도 중요성이 증가하고 있다.

이 때문이라도 피킹이나 정제의 수를 세는 정도의 단순한 작업은 테크니션에게 위임하고, 약사는 본래의 약학적 지식을 살리는 업무에 전념해야 하지 않을까라고 목소리를 높이는 것은 당연한 결과라고 할 수 있다.

테크니션 도입이 약사 불필요론으로 연결된다?

한편, 약사측에는 「테크니션 불필요론」도 존재한다. 「약사 불필요론으로 연결된다」 「약사의 직능이 축소된다」라는 이유때문이다. 이러한 생각의 바탕에는 약사=약제조제라는 고전적(?)인 조제론에 대한 집착이 숨어 있다.

그러나 그렇다면, 조제머신이 피킹이나 분포를 실시하는 것과 비교하여 일관성이 떨어진다. 약사 이외의 인간은 안 되고, 기계라면 OK라는 것은 말이 되지 않는다. 무엇보다 구미에서 테크니션을 활용하고 있는 실태를 어떻게 받아들여야 할까?

테크니션 도입에 소극적인 것은 조제시장을 둘러싼 "대형 대 중소"의 대립구도에도 기인하고 있다.

테크니션 희망론이 특히 약사부족으로 고민하는 대형 체인약국이나 드럭스토어측에서 나오고 있기 때문에, 중소약국에서는 「대형 체인의 약사 부족 대책의 일환」으로 보는 경향도 적지 않다. 약사가 약제조제에 관여함으로써 중소약국이 생존할 수 있다고 생각하는 것일까. 이러한 상황을 반영한 것인지. 약사회측으로부터는 테크니션의 제도화에 관한 발언이 들려오지 않는다.

그러나 테크니션 문제를 약사부족의 해소 방법이나 대형 대 중소의 대립구도로 축소화하지 말아야 한다.

복잡한 작용기전을 가진 의약품의 등장, 의료의 고도화에 대응하기 위해서는 지금 이상으로 약사의 약학적 판단이 요구된다. 따라서 약학적 판단을 동반하지 않는 단순업무는 테크니션이나 기계의 힘을 빌리고, 필요한 업무에 약사를 배치시켜 안전하고 효율적인 약물요법을 실현하겠다는 관점을 갖는 것이 중요하다. 이것이야말로 약사의 본래 업무이며, 피킹이나 조제를 약사 이외의 사람이 실시한다고 해도 약사직능이 축소되는 일은 없을 것이다.

테크니션으로 약사의 고용이 불안정해진다?

이밖에 테크니션 제도에 대한 부정적인 견해로는 「약사의 고용이 불안정해진다」「조제수가가 내려가는 것이 아닐까」 등의 비관론이 있다.

이것은 약사업무의 실상을 시인하고, 변화를 바라지 않는 소극적인 의견이라고 말하지 않을 수 없다. 테크니션을 도입하면 약사는 환자케어에 집중할 수 있고, 나아가 처방제안, 다직종제휴 등의 분야에서 보다 적극적으로 개입할 수 있게 된다. 피킹이나 조제행위가 없어진다고 해도 약사가 해야 할 일은 얼마든지 있다. 약사는 조제머신이 아니고 어디까지나 약물요법의 주체적 담당자이다. 이는 사회가 의약품을 필요로 하는 한, 소멸되는 일은 없기 때문이다.

테크니션이 약사의 지시감독 하에 단순작업을 맡아주면, 작업효율이 높아지고 결과적으로 환자 대기시간이 단축될 것으로 예상되는데, 이는 어디까지나 결과로서의 부산물로 취급해야 할 것이다.

조제수가와 관련해서도, 현행의 수가체계가 앞으로도 계속 이어진다는 보장은 전혀 없다. 2014년 6월에 내각결정된『경제재정운영과 개혁의 기본방침 2014』(주요방침)에서는 사회보장개혁의 일환으로서 조제수가의 본연의 모습을 검토할 것이 명시되었다(표 3-11). 이것은 대물업무(약제조제)보다 대인업무(약학적 관리 · 지도)를 중점 평가하겠다는 의사 표현으로, 환자케어에 약사가 한층 더 관여할 것을 요구하고 있는 것이나 다름없다.

약사가 조제행위에 집착하는 이상, 약사의 미래는 보이지 않는다.

표 3-11 「경제재정운영과 개혁의 기본방침 2014」의 조제수가 등에 관한 기술(발췌)

(약가 · 의약품에 관계된 개혁) 의약분업 하에서의 조제기술료 · 약학관리료의 타당성 · 적정성을 검증하는 동시에, 진료수가 상의 평가에서 조제 중심에서 복약관리 · 지도 중심으로 전환을 검토한다. 이때, 약사가 처방변경의 필요성을 직접 확인한 후에 일정기간 내에 처방전을 반복하여 이용하는 제도(리필제도) 등에 대해서 의사법과의 관계에 유의하면서 검토한다. (이하 생략)

약학적 지견에 기초한 지도란 무엇인가

1 조제한 약제에 대한 정보제공만이 아니다.

약사법 개정을 통해 조제를 실시한 경우에는 지금까지 의무가 되어 왔던 정보제공에 그치지 말고 제대로 약사의 관점에서 지도까지 실시하도록 법률로 의무화한 의의는 크다(표 3-12). 약사의 환자 지도가 당연하게 실시되고, 그것이 국민에게 침투하는 것은 "약사업무의 가시화"로 연결된다. 반대로, 약사업무에 대한 환자들의 인식도 한층 높일 수 있게 될 것이다.

그렇다면, 「약학적 지견에 기초한 지도」란 무엇을 말하는가.

후생노동성이 2014년 3월에 발표한 「의약품 판매업 등에 관한 Q&A에 대해서」에는 약학적 지견에 대해서 「구입자로부터 확인한 사용자에 관한 정보(연령, 성별, 증상, 복용이력 등)를 토대로, 해당 사용자의 개별 구체적인 상태, 상황 등에 맞춰서 적정사용 등을 지도하는 행위」라고 답변하였다(표 3-13). 이는 약사법에 규정된 약학적 지견에 대한 물음에 답변한 것으로, 약사가 의사의 처방에 기초하여 조제를 실시할 경우도 마찬가지일 것이다.

약사가 조제를 실시하는 의미가 「안심 · 안전 또는 양질의 약물요법을 실현하기 위한 것」임을 감안하면, 「환자의 정보를 토대로, 약학에 기초하여 각 환자에게 최적의 지도를 실시하는 것」으로 풀이된다. 즉, 의사도 간호사도 아닌 약사밖에 할 수 없는 약학에 기초한 지도를 실시하는 것 말이다.

표 3-12 약사법 제25조의 2의 신구 비교

(신) 정보의 제공 및 지도 약사는 조제한 약제의 적정한 사용을 위해 판매 또는 수여의 목적으로 조제하였을 때에는 환자 또는 실제로 그 간호를 담당하고 있는 자에게 필요한 정보를 제공하고 또, 필요한 약학적 지견에 기초한 지도를 실시하여야 한다. (구) 정보의 제공 약사는 판매 또는 수여의 목적으로 조제를 하였을 때에는, 조제한 약제의 적정사용을 위해서 환자 또는 실제로 그 간호를 담당하고 있는 자에게 필요한 정보를 제공해야 한다.

표 3-13 「약학적 지견에 기초한 지도」에 관한 행정의 해석

【약학적 지견에 기초한 지도】 (問 28) 법 9조의 3 제2항 등에 규정된 「약학적 지견에 기초한 지도」란 구체적으로 어떠한 지도를 말하는가. (답) 약사가 갖는 약학적 지견에 기초하여, 구입자로부터 확인한 사용자에 관한 정보(연령, 성별, 증상, 복용이력 등)를 토대로, 해당 사용자의 개별 구체적인 상태, 상황 등에 맞춰서 적정사용 등을 지도하는 행위를 말한다.

2 「지도」는 의사 · 치과의사에게도 중요한 업무

의사법이나 치과의사법에서는 환자에게 지도를 실시하는 것이 중요한 업무로 규정되고 있다(표 3-14).

의사법의 규정은 「요양지도의 의무」를 규정한 것인데, 구체적으로 어떠한 내용을 담고 있는가에 대해서는 「진료책무 내용으로서의 설명의무」라는 판례가 있다(나고야지방재판 1989년 5월 29일). 이에 따르면 「일반적인 진료계약에서 환자 또는 그 가족 등에게 질병의 내용, 이에 대한 치료방법, 기대되는 치료효과를 구체적으로 설명하는 것은, 환자가 치료에 관한 자기결정권을 갖고 있기 때문에, 의사의 진료계약 상의 책무 중 한 가지라고 할 수 있다.」고 하였다. 여기서 말하는 치료방법, 치료효과란 약제에 대한 설명도 포함되는 것으로 해석된다.

개정약사법에서는 의사와 마찬가지로 지도의무가 부과되고 있는데, 이는 상당한 의미를 갖는 것이다.

기존 약사법의 「정보제공의무」에서는 「의사로부터 처방된 약제는 이것입니다. 복용방법은 이러합니다.」라는 수준으로 끝났을지도 모르지만, 개정약사법에서는 복용법이나 부작용 증상의 설명뿐만 아니라, 복용 상의 주의, 증상변화 시의 대응에 필요한 지도를 실시할 것까지 의무화되었다고 보면 될 것이다.

표 3-14 **의사법, 치과 의사법에 규정된 지도의무**

의사법 제23조 의사는, 진료를 하였을 때에는 본인 또는 그 보호자에게 요양의 방법 및 그 밖의 보건향상에 필요한 사항을 지도하여야 한다. **치과의사법 제22조** 치과의사는 진료를 하였을 때에는 본인 또는 그 보호자에게 요양의 방법 및 그 밖의 보건향상에 필요한 사항을 지도하여야 한다.

3 약국개설자의 의무로서도 규정

한편, 약국개설자의 의무를 규정하는 약사법에도 약학적 지견의 규정이 포함되어 있다(표 3-15).

우선 약사법 제9조의 3 제1항에서는 「약국개설자는 처방전에 의해 조제된 약제를, 약사가 직접 대면하여 후생노동성에 정해진 사항을 기재한 서면을 통해 필요한 정보를 제공할 수 있게 하며, 또 필요한 약학적 지견에 기초한 지도를 실시할 수 있게 하여야 한다」고 규정하였다. 또, 약사법 제9조의 3 제4항에서는 「약국개설자는 처방전에 의해 조제된 약제의 적정한 사용을 위해서, 해당 약제를 구입하거나 넘겨받으려는 자 또는 해당 약국개설자로부터 해당 약제를 구입하거나 넘겨받는 자가 상담을 원하는 경우에는 약제의 판매 또는 투약에 종사하는 약사에게 필요한 정보를 제공할 수 있게 하며 또 필요한 약학적 지견에 기초한 지도를 실시할 수 있게 하여야 한다」고 규정하였다.

표 3-15 「약학적 지견에 기초한 지도」에 관한 약사법의 규정

제9조의 3 제1항	약국개설자는 의사 또는 치과의사로부터 교부된 처방전에 의해 조제된 약제의 적정한 사용을 위해서 해당 약제를 판매하고 또는 투약하는 경우에는 후생노동성령으로 정한 것에 따라 그 약국에서 약제의 판매 또는 투약에 종사하는 약사에게 직접 대면하여 서면을 통해 필요한 정보를 제공할 수 있게 하며, 또, 필요한 약학적 지견에 기초한 지도를 실시할 수 있게 하여야 한다.
제9조의 3 제4항	약국개설자는 의사 또는 치과의사로부터 교부된 처방전에 의해 조제된 약제의 적정한 사용을 위해서 해당 약제를 구입하거나 넘겨받으려고 하는 자 또는 해당약국개설자로부터 해당 약제를 구입하거나 넘겨받은 자가 상담을 원하는 경우에는 후생노동성령에 의해 그 약국에서 약제의 판매 또는 투약에 종사하는 약사에게 필요한 정보를 제공할 수 있게 하며, 또 필요한 약학적 지견에 기초하는 지도를 실시할 수 있게 하여야 한다.

제 언 10

리필처방전의 가능성을 생각해보자

복약기간 중에 약사의 관여가 중요

전술한 중앙사회보험의료협의회의 논의가 향후 현행의 분할조제를 발전시키는 방향으로 진행될지 또는 리필처방전 제도에 발을 들여놓을지 그 추이를 지켜볼 필요는 있지만, 중요한 것은 장기복약 기간 중에 있는 환자에 대한 약사의 관여를 어떻게 담보하는가이다.

구체적으로는 복약기간 중의 증상의 변화 및 부작용 발현의 유무 체크, 남은약 확인 등의 복약케어를 실시하는 것으로, 거기에는 바이탈사인의 체크를 통한 약학적 평가능력도 필요하다. 약사에게는 이와 같은 스킬이 준비되어 있어야 하고, 약국에는 인적 요소도 포함한 체제정비가 필요하다.

약국의 입지 의존도 변화하고 있다

환자의 「초진→조제, 재진→조제」라는 진료 받는 행동이 「초진→조제(調劑)→조제(調製)」로 변화하게 된다. 이는 약을 받기 위해서 진료를 받던 환자의 수고가 생략되고 의료비도 절감되는 장점이 있다.

또 동시에, 약국에서 약을 받을 때 의료기관에 가깝다고 하는 편리성은 중요하지 않게 된다. 환자에게는 「자신의 약물치료를 위임받은 약사」가 있어, 단골약국의 존재가 커진다. 리필처방전은 약국의 입지도 환자의 의식도 크게 변화시키는 요소가 포함된 것이다.

분할조제를 발전시키는 문제나, 리필처방전을 도입하는 문제는 , 약사에게 조제라는 역량이 갖춰져 있는지가 전제된다는 것을 깊이 명심해야 할 것이다.

제 언 11

약사법 제25조의 2가 개정된 의미를 생각해 보자

기존의 복약지도로는 불충분?

우선, 확인해 두어야 할 것은 약사의 업무는 약사법(藥師法)으로 규정되며, 약사법(藥事法)은 개설자의 의무에 관한 규정이라는 점이다. 약사업무에 관해서는 일차적으로 약사법이 관련되며, 약사법은 약사가 업무를 실시하는데 필요한 조치를 강구하도록 「개설자의 의무」를 규정하고 있다.

그렇다면, 약사법 제25조의 2의 개정을 해당 약사나 약국개설자는 어떻게 받아들여야 할 것인가.

「조제업무 안에 지금까지의 정보제공에 그치지 말고 제대로 지도까지 실시하도록 법률로 의무화한 의의는 크다」라고 생각하는 사람이 있는 반면, 「전문가인 약사가 하는 행위를 상세하게 약사법이나 약사법의 본칙에까지 포함시킬 필요가 있는 것인가」라고 생각하는 사람도 있을것이다.

그러나, 상세하게 규정하지 않으면 약물요법의 목적이 달성되지 않는 사정도 있었다고 생각된다.

바꿔 말하면, 지금까지의 복약지도가 일반적인 용법 · 용량의 설명에 그치고, 환자의 개별사정까지 고려한 약사의 약학적 판단에 의한 지도가 실시되지 않았다는 증거가 아닐까. 그렇다면 약사법의 본칙에 이러한 규정이 포함된 것 자체는 직능인으로서 부끄러워해야 할 일이다.

그런데, 환자에 대한 약사의 지도가 당연히 실시되고 그것이 환자에게도 침투함으로써 「약사로부터 설명 · 지도를 받는 일이 당연」한 상황이 된다면, 법을 개정한 의의는 충분하다고 볼 수 있다. 약사는 약사법 제25조의 2, 약사법 제9조의 3에 「필요한 약학적 지견에 기초하는 지도」가 포함된 의미를 무겁게 받아들이고 업무에 임할 필요가 있다. 또 여기서 말하는 「필요한」이란, 약사가 판단해야 하는 사항이며, 약사의 역량이 문제 시 될 것은 분명하다.

3 의문조회는 의약분업의 근간

안전 확보 · 적정 의료 실현에 꼭 필요

의약분업에서 「처방의 더블체크」는 기본 중의 기본이며, 이것을 소홀히 하면, 약국의 조제업무는 단순한 조제대행에 그친다.

약사법 제24조에서는 「약사는 처방전 중에 의심되는 점이 있을 때에는 그 처방전을 교부한 의사, 치과의사 또는 수의사에게 문의하고, 그 의문점을 확실히 한 후가 아니면 그대로 조제해서는 안 된다」라고 하며, 의문조회는 약사의 의무인 것을 명확히 규정하고 있다.

한편, 「보험의료기관 및 보험의료 요양담당 규칙」 제23조의 2에서는 「보험의사는 교부한 처방전에 관해 보험약사로부터 의문조회가 있는 경우에는 이에 적절히 대응해야 한다」고 의문조회에 대한 대응의무를 부과하고 있다.

조제업무 중에서도 복약지도와 의문조회는 약물요법에 약사가 관여하는 의의를 극단적으로 나타내는 규정이라고 할 수 있다.

그러나 실제 현장에서는 어떠한 경우에 의문조회를 하는지 또는 하지 않는지 등이 명확히 되어 있지 않거나, 의문조회를 해도 처음부터 거부당하거나 또는 의문내용을 잘 표현하지 못하여 반대로 의사가 불신감을 갖게 하는 등 당황스러운 일도 많은 것 같다. 그러나 그 때문에 과량투여 및 상호작용 등으로 환자에게 위해가 미치게 된다면 돌이킬 수 없게 된다.

의문조회는 어디까지나 환자의 안전확보와 적정한 의료를 실현하기 위해서 꼭 필요한 업무이며, 결코, 처방의사의 잘못을 지적하는 성격의 것은 아니다. 의사와 약사가 협동하여 환자에게 적정한 의료를 제공한다는 생각이 중요하다.

약학적 의의가 80% 이상

의문조회에는 처방전의 기재누락이나 판독불능 등의 형식적인 의문과 용법에 관한 의문, 처방의도, 투여일수, 투여량, 알레르기, 부작용력, 상호작용 등의 약학적 의문이 있다.

일본약사회가 2011년에 정리한 「약제복용력의 활용, 의문조회 실태조사」에 따르면, 전체 처방전에 대한 의문조회의 비율은 평균 3.15%이며, 과거의 데이터에서도 비슷한 결과를 보였다(그림 3-2).

한편, 의문조회의 내용으로는 「약학적 내용에 관한 의문」이 82.3%, 「처방전의 기재누락이나 판독불능」이라는 형식적인 의문은 16.2%이다.

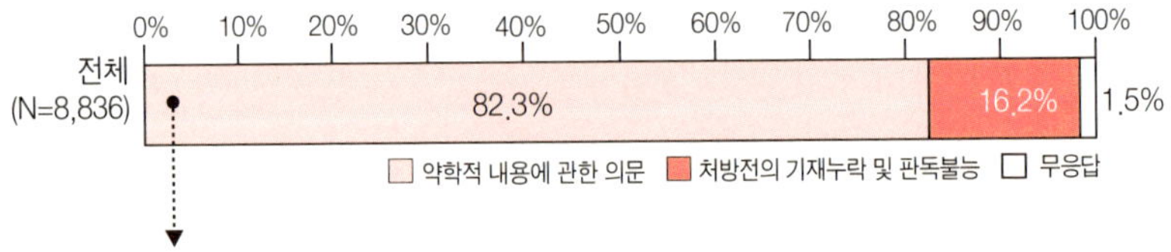

의문의 구체적 내용【복수 회답】 (N=7,276명)

	환자수	비율
용법에 관한 의문	1,765명	24.3%
처방의도에 관한 사항	1,468명	20.2%
투여일수 · 투여량 등에 관한 의문	1,109명	15.2%
복약지원 실시 확인	891명	12.2%
분량에 관한 의문	799명	11.0%
중복투여의 의문(동일성분 · 동일효능약 포함)	653명	9.0%
용량에 관한 의문	458명	6.3%
금기투여의 의문	177명	2.4%
부작용의 의문	158명	2.2%
상호작용의 의문	133명	1.8%
신중 투여의 의문	44명	0.6%
약물알레르기의 의문	33명	0.5%
임부 · 수유부 투여에 관한 의문	11명	0.2%
기타	887명	12.2%
무응답	10명	0.1%

(일본약사회 「2010년도 약제복용력의 활용, 조회의문 실태조사」 2011년)

그림 3-2 처방전에 대한 의문 내용

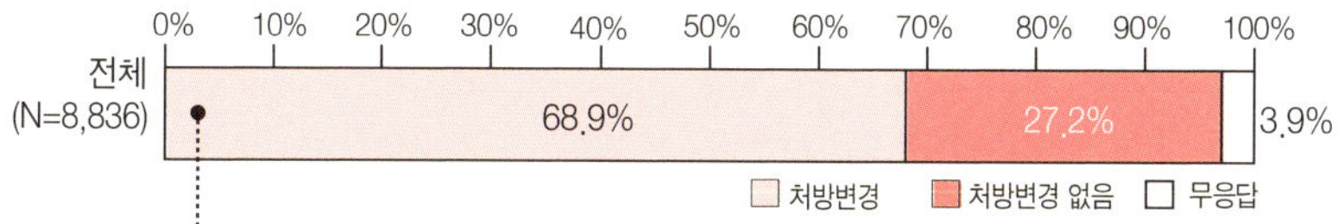

만약 변경 전의 처방대로 복용했을 경우의 영향 (N=6,090명)

	환자수	비율
환자에게 건강상의 피해가 있었다고 추측된다.	1,245명	20.4%
의사의 의도한 약효를 얻지 못했다고 추측된다.	1,632명	26.8%
무응답	3,213명	52.8%

조회 후의 대응【복수회답】 (N=6,090명)

	환자수	비율
조회내용 등을 환자에게 설명하였다.	3,835명	63.0%
조회내용 등을 약수첩에 기록하였다.	484명	7.9%
후일, 의사에 대응내용 등을 보고하였다.	417명	6.8%
기타	120명	2.0%
무응답	2,036명	33.4%

(일본약사회「2010년도 약제복용력의 활용, 조회의문 실태조사」 2011년)

그림 3-3 **의문조회의 결과**

또, 「약학적 내용에 관한 의문」의 구체적인 내용을 살펴보면 「용법에 관한 의문」이24.3%로 가장 많고 다음으로 「처방의도에 관한 사항」이 20.2%, 「투여일수 · 투여량 등에 관한 의문」이 15.2% 등이다.

가령 의문조회를 하지 않았다면 「환자에게 건강상 피해가 있었을 것이다」 또는 「의도한 약효를 얻지 못했을 것이다」라고 추측하는 등, 의문조회가 약물요법을 실시할 때 안전확보로 연결된다는 것을 분명하게 보여 준다(그림 3-3).

의문발견의 타이밍은 50% 이상이 「처방전 접수 시」라고 대답했으며, 다음으로 「약력확인 시」 「복약지도 시」 「환자인터뷰 시」 등으로 나타났다(표 3-16). 처방전을 접수한 시점에서 발견될 수 있는 의문이 있다면 약력을 참고하거나 환자나 가족과의 인터뷰에서 발견하는 사례도 있다. 결국 조제업무 모든 과정에서 의문이 생길 수 있고, 조회 타이밍이 찾아올 수 있다는 것이다.

표 3-16 의문을 발견한 타이밍(약사가 의문을 발견한 시점은 언제인가; 복수회답)

	환자수	비율
처방전을 받았을 때	4,650명	52.6%
환자의 약력을 확인했을 때	1,983명	22.4%
환자에 대한 복약지도 시	1,860명	21.1%
환자에 대한 인터뷰를 실시할 때	1,307명	14.8%
환자의 약수첩을 확인했을 때	171명	1.9%
환자 · 가족 등으로부터 연락이 와서	97명	1.1%
전화 등으로 환자의 사후조사를 실시했을 때	13명	0.1%
환자집 등에서 재택환자 방문 약제관리지도 등을 실시했을 때	12명	0.1%
개호보험시설의 개호스텝의 연락이 와서	10명	0.1%
기타 직종으로부터 연락이 와서	8명	0.1%
환자집 등에서 처방전을 확인했을 때	3명	0.0%
기타	97명	1.1%
무응답	179명	2.0%

(일본약사회「2010년도 약제복용력의 활용, 조회의문 실태조사」 2011년)

대형사고 일보직전의 의문조회 13%나

한편, 일본의료기능평가기구가 실시하고 있는「약국 대형사고 일보직전 사례 수집 · 분석 사업」에 따르면 2013년에 접수된 대형사고 일보직전 사례 중에서 대처방법으로 의문조회가 선택된 비율은 13.4%나 되어, 전년도의 10.2%보다 높았다(표 3-17).

표 3-17 대형사고 일보직전 사례의 보고건수

	2010년	2011년	2012년	2013년
대형사고 일보직전 사례	12,904(100.0%)	8,082(100.0%)	7,166(100.0%)	5,820(100.0%)
의문조회 사례	656 (5.1%)	601 (7.4%)	730 (10.2%)	782 (13.4%)

(일본의료기능평가기구「약국 대형사고 일보직전 사례 수집 · 분석사업」을 토대로 작성)

조제업무 중에 발견하는 대형사고 일보직전 사고로는 명칭유사, 일반명 처방, 고위험약, 동일성분.동일효능약, 중복처방 등 다양하지만, 처방전과 약력 등의 정보를 대조하여 의문을 발견한 경우가 50%를 넘는다. 약력부나 약수

표 3-18 의문조회를 하지 않았지만, 그 후 의문이 생긴 사례의 「의문조회를 하지 않았던 이유」 (일부발췌)

의문조회를 하지 않은 이유	구체적 내용
확인부족	· 약의 재고부족에 신경을 빼앗겨 버렸다. · 약제 개수에 사로잡혀, 용법의 확인이 불충분하였다. · 약의 종류가 많고, 매회처방품목이 변경되는 환자였다. 변경된 부분을 잘 확인하지 않았다. · 규격과 용법의 입력실수가 겹쳐, 용법 실수를 간과하였다 · 바이에타펜주 5㎍에서 10㎍로 처방변경 시, 지시단위가 5-0-5 그대로 였지만, 인슐린 주사와 다른 주사단위가 일정한 제제이기 때문에 지시단위의 확인을 소홀히 하였다. · 입력자가 증량에 대해서 용량 오버라는 뜻의 기재를 하였지만, 검사자가 그 규칙을 알지 못하여 통과하였다. · 남은약확인 · 흡입방법의 확인 등에 신경을 빼앗겨 동일효능약의 중복을 알아차리지 못하였다. · 비타민제라서 위험이 낮다는 이유로 용량확인을 대충한 것이 문제였다. · 용량에서 확인해야 하는 환자정보(임신)를 간과하였고, 또 교부 시의 정보수집도 부족하였다. · 역가계산을 게을리 하였다. · 첨부문서의 확인을 게을리 하였다. · 환자는 약수첩을 이용하였지만, 제형(劑形)은 기재되어 있지 않았다. · 환자가 의사에게 약의 내용을 전달하지 않았고, 약국에도 약수첩을 지참하지 않아 확인할 수 없었다. · 타병원의 약은 해당 약국에서 교부하지 않았고, 타병원에서도 동일약제가 처방된 것을 알아차리지 못하였다. · 환자가 아닌 가족의 왔기 때문에 감량해도 좋은지 확인할 수 없었다. · 대리인이 왔기 때문에 확인할 수 없었다. · 상호작용검사기능이 있음에도 불구하고, 사용하지 않았다. · 알레르기에 대해서 들은 것이 전자약력도입 전이기 때문에 최초 복용으로 생각하였다. · 약제에 의한 알레르기를 의료비 청구서에 등록하였지만, 복용약만을 등록하는 것이었기 때문에 외용약의 처방이 걸러지지 않았다. · 전자약력중복투여 체크의 설정이 YJ코드로 되어 있어, 오리지널 · 제네릭의약품의 중복투여가 걸러지지 않았다. · 처방내용에는 의문을 가졌지만, 환자의 호소대로 교부하였다. · 의사의 처방의도를 이해하지 못하였다. · 제형을 추어블 정일 것이라고 생각해 버렸다.

첩, 환자인터뷰 등 처방전 이외의 정보와 대조가 중요하다는 것을 알게 해주는 결과이다.

일본의료기능평가기구의 약국 대형사고 일보직전 사례 수집 · 분석사업에서는 당연히 의문조회를 해야 함에도 불구하고 간과해 버린 사례도 공개하고 있다(표 3-18). 여기에는「약의 재고부족에 신경을 빼앗겨 버렸다」「변경된 부분을 잘 확인하지 않았다」「규격과 용법의 입력실수가 겹쳐, 용법 실수를 간과하였다」「대리인이 왔기 때문에 확인이 불가능했다」등의 부주의한 실수도 적지 않다.

의문조회의 태만은 약사의 과실 책임

처방전 중에 의문이 있음에도 불구하고, 의문조회를 게을리 한 결과, 중대한 사고로 연결된 경우, 약사는「의문조회 의무위반」으로 추궁 당하게 된다.

약사가 의문조회를 소홀히 한 경우에 대한 책임을 명확히 한 최근의 판례로는 2011년 2월 10일의 도쿄지방재판소 판결이 있다(표 3-19). 잘못된 처방전을 작성한 의사의 과실 책임 뿐만 아니라, 그 처방전에 있는 약제의 용법용량을 조사하면 당연히 알아차릴 의문점을 처방의사에게 조회하지 않고, 처방전대로 조제한 약사의 과실 책임, 검사를 했던 다른 약사의 책임도 인정된 내용이다. 피고측의 공소는 없었기 때문에 판결이 확정되었다.

표 3-19 2011년 2월 10일 도쿄 지방재판소 판결(요지)

피고 G약사는 피고 J의사가 내린 상용량의 5배에 상당하는 극약 베난박스(pentamidine)의 처방지시에 대해서, 상용량을 확인한 후 의문을 갖고 피고 J의사에게 조회해야 하는 주의의무가 있음에도 불구하고, 피고 G약사는 피고 J의사의 처방에 대해서 어떠한 의문도 없이 안일하게 처방대로 조제를 하여 주의의무에 위반하였다. 또, 검사를 실시한 피고 H 및 I약사는 베난박스의 조제검사를 실시할 때, 조제내용 및 용법 · 용량에 잘못이 없는가를 확인하고, 잘못이 있다면 즉시 이것을 시정하거나 또는 의사에게 확인하는 등의 적절한 조치를 취해야 하는 주의의무가 있음에도 불구하고 이를 게을리하였다. 따라서, 피고 G약사는 피고 J의사의 처방전에 대해, 스스로 베난박스의 용법 · 용량을 조사하는 등을 통해 처방의사에게 의문에 대해 조회했어야 하나, 이것을 위반한 점에 대해서 과실이 인정된다. 또, 피고 H약사 및 I약사는 조제검사에서 스스로 베난박스의 용법 · 용량을 조사하는 등을 통해 의문에 대해서 처방의사에게 조회했어야 하나, 이것을 위반한 점에 대해서 과실이 인정된다.

제 언 12

의문조회를 철저히 하자

개별사례를 토대로 한 매뉴얼은 있는가

처방전에 대한 의문 조회는 의약 분업의 구조인 처방의 더블 체크가 근간 요소이다.

그러나, 분별없이 의문조회를 해도 되는 것이 아니라, 약국약사가 의문조회를 실시할 때에는, 확실한 근거에 기초한 약학적 지식 · 약물치료에 관한 최신정보의 수집 이외에도 의사와의 양호한 커뮤티케이션 등 다양한 준비와 대응능력이 필요하다. 막연한 의문조회는 의사에게 불쾌감을 주고 관계를 악화시키는 요인이 될 수도 있다.

우선은, 약국에서 의문조회 시의 대응매뉴얼을 작성하고, 모든 약사에게 철저하게 주지시키는 것이 필요하다. 매뉴얼은 보다 구체적으로 「이것은 의문으로 간주한다」 「이것은 의문으로 간주하지 않는다」라는 식으로 개별사례마다 방침을 명확히 해두어야 한다.

게다가 의문조회에 필요한 기술을 평소에 역할극 등의 통해 연습해두는 것도 도움이 된다.

의문조회를 하기 위해서는 「무엇을 묻고 싶은가」의 포인트를 확인해 두어야 한다. 의문에 이른 근거를 명확히 하고, 최신정보도 준비하여 「어떤 점이 의문인지」를 정확하게 전달하는 것이다. 의문조회는 결코 의사의 말꼬리를 잡고 늘어지는 것이 아니다. 의사의 처방의도를 읽어내면서 약사로서의 의문점을 정확하게 전달해야 한다. 처방을 하는 것은 의사이며, 그 처방에 대해서 「이와 같이 생각하는데 어떻습니까」라는 식으로 의사의 판단을 존중한다는 겸손한 자세가 바람직하다.

의문조회 도중에 무엇을 묻고 싶은 건지 애매해지거나, 종잡을 수 없게 되어 버리는 것은 준비부족이며, 이는 약국에 대한 신뢰문제로 연결된다.

또 의문조회 후의 대응에 대해서도 약력에 기재하는 것뿐만 아니라 의사에게도 FAX 등으로 전달해 두는 것이 중요하다. 이것은 현재까지 실시된 예가 많지 않고, 잘 알고있는 내용임에도 불구하고 의사와 신뢰관계를 구축할 기회를 놓쳐버리는 것은 안타까운 일이다.

적응외 처방 등이 빈번하게 일어나는 사례에서는 처방의사와의 신뢰관계가 효과적일 때가 있다. 커뮤니케이션의 중요성은 환자뿐만 아니라 처방의사와도 마찬가지이다. 일방적으로 약사측의 변명, 핑계를 주장하는 것이 아니라 의사의 처방의도를 물어서 알아내어, 환자의QOL 향상을 도모할 목적으로 공유하는 것으로, 이는 효과적인 의문조회로 연결된다.

병원 · 진료소별 대응을 준비하자

병원의 처방전인 경우, 병원 측에 의문조회를 하기 위한 대응매뉴얼을 작성해 두는 경우가 있다. 대부분의 병원에서는 약제부가 의문조회를 접수하여 약제부에서 처방의사에게 보고하고 약제부를 통해서 약국에 회답하는 식이다. 약국은 매뉴얼의 형식을 따르는 것이 필요하다. 최근 약국은 멀리 있는 병원에서 처방된 처방전을 접수하는 경우도 있기 때문에, 약국측에서는 각 병원의 대응매뉴얼을 입수하여 의문조회 시에 실수가 없도록 준비할 필요가 있다.

진료소의 경우, 개원시간 이외에는 연락을 할 수 없는 경우가 가끔 있다. 이런 경우 「진료시간 이후에 의문이 있는 때에는 어떻게 대응할 지」에 대해서 미리 결정해두어야 한다. 의사에게 연락을 하지 않은 채로 조제를 실시했다가 나중에 부작용 등이 일어나면 돌이킬 수 없게 된다.

의문은 처방전 그 자체뿐만 아니라, 약력이나 환자인터뷰를 통하여 발견하는 일도 적지 않다. 이런 점에서도 약력조회 및 환자인터뷰 등의 「선확인」이 중요하다. 조제에 관계된 모든 행위가 안전한 약물치료 실현을 통한 환자의 QOL 향상을 목적으로 한다는 점을 모든 약사는 다시 한 번 기억해야 한다.

또, 일본약사회에 따르면 의문조회를 실시한 사례 중에는 약학적 의문이 76%를 차지하고 있고, 의문조회를 통해 부작용 등의 발현을 미연에 방지했을 뿐만 아니라 약제비를 절감하는 효과도 얻을 수 있다는 것이 증명되었다(그림 3-4).

(2013년도 전국약국의문조회조사」도쿄이과대 약학부 시카무라 요시아키 교수(일본약사회 위탁사업)
【조사규모】 n=541약국(무작위 추출)
【조사기간】 2013년 7월 22일(월)~28일(일)의 7일간

〈조사결과〉
➔의문조회율 의문조회의 건수 기준 2.92%(매수기준 2.75%)
그중 약학적 의문 77.29%, 처방변경 있음 76.47%
➔약제비의 절감효과(추정)

※금액은 약가기준, 처방전매수는 7.9억장(2012년도)으로 계산

의문조회의 내용		의문조회 한 건당(평균치)	연간추정
약학적 의문조회에 의한 것		▲500.3엔	▲82억3,451만엔
	그중, 남은약에 동반하는 일수 또는 투약횟수의 조정	▲1,595.3엔	▲28억6,890만엔
	상호작용에 관한 조정	▲1,989.6엔	▲3억2,372만엔

(내각부「규제개혁회의 공개 토론」(2015년 3월 12일)자료)

그림 3-4 의문조회에 따른 약제비 절감효과

4 의약분업의 진행과 함께 일반의약품의 경시가 시작되었다

일반의약품을 「상품」으로 경시하는 약사

일반의약품을 경시하는 풍조가 약국약사에게 만연되어 있다. 특히 의약분업이 시작된 이후에 대학을 졸업한 세대는 처방전 조제야말로 약사의 직능이라고 생각하는 경향이 있다. 약국에서 일반의약품을 취급하려고 해도 「약사는 물건을 파는 사람이 아니다」「조제가 바빠서 일반의약품에 할애할 시간이 없다」 등의 반발을 한다.

여기서 새삼스럽게 셀프메디케이션의 중요성을 논할 것까지도 없지만, 초고령사회에 돌입한 일본은 당뇨병, 고혈압, 고지혈증 등 생활습관병에 기인하는 의료비가 증가하고있다. 이들 질환은 조기에 생활환경이나 운동, 영양관리 등으로 조절하면 질병을 예방할 수 있다.

후생성 예산에 올린 「건강정보거점 추진사업」은 지역주민의 건강관리, 질병예방에 대한 대응을 약국이 지원하는것을 목표로 하는 것으로, 조제에 편중된 약국의 모습을 재구축하는데도 중요한 의의를 갖는다(그림 3-5, 표 3-20).

약국경영자 중에는 「약사가 그만두면 곤란하다」라는 이유로 일반의약품이나 서플리먼트(supplement 건강보조식품) 등의 상품을 취급하고 싶어도 하지 못하는 사정도 있다. 하지만, 일반의약품의 판매는 「물건을 파는 것」이 아니라 경증의료(輕症醫療)의 일환이라는 의식을 새롭게 다지는 것이 필요하다.

● 일본부흥전략(6월14일 내각결정)【발췌】

2. 전략시장창조 플랜

테마1: 국민의 「건강수명」 연장

○ 예방 · 건강관리의 추진에 관한 새로운 체제 만들기

· 「약국을 지역에 밀착한 건강정보의 거점으로 삼고, 일반의약품 등의 적정한 사용에 관한 조언이나 건강에 관한 상담, 정보제공을 하는 등의 "셀프메디케이션" 추진을 위하여, 약국 · 약사의 활용을 촉진한다.」

注; 셀프메디케이션: 전문가의 적절한 조언 하에, 신체의 경미한 불편함 및 경미한 증상을 스스로 치료하는 것

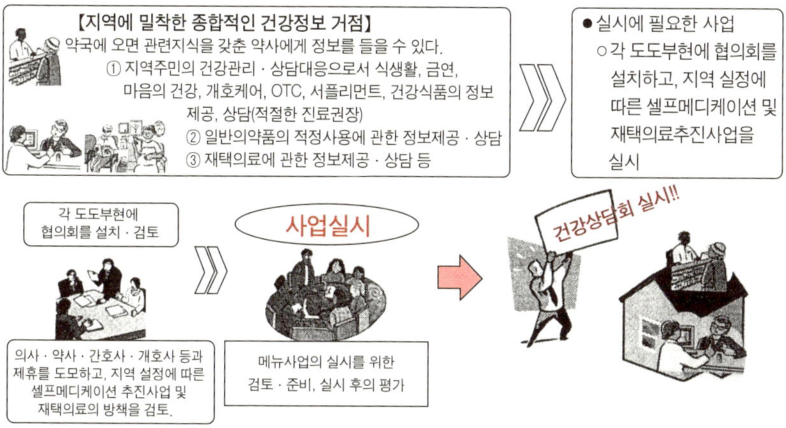

(후생노동성 2014년도 예상자료에서)

그림 3-5 건강정보거점추진사업의 개념도

표 3-20 건강정보거점 추진 예산사업이 목표하는 것

○ 셀프메디케이션 지원책의 예

· 일반의약품 등을 이용한 지역주민의 건강관리 지원

· 금연지원(일반의약품으로 대응이 가능)

· 자기검사기기(혈압측정 등)등을 이용한 건강체크와 조언 및 진료권장을 통한 지역의료와의 제휴(조기발견, 중증화 예방)

· 아동 · 학생 · 지역주민에 대한 의약품 적정사용 교육, 약물혼용, 의존방지활동, 도핑방지활동

· 지역의 다양한 보건 · 의료 · 개호 · 복지서비스(개호 · 개호예방, 백신사업, 검진, 운동 등)와 지역주민을 연결하고 정보제공 및 각 서비스에 대한 엑서스 지원 등

· 영양지도(영양사 고용 등 영양사의 전문성과 제휴 등)

· 사회적인 역할의 충실(자살예방 대책, 육아 지원, 고령자 지원 등)

(2013년 12월 2일부 일본약사회로부터 도도부현 약사회 앞으로 통지『2014년도 후생노동성 예산「약국 · 약사를 활용한 건강정보거점의 추진」에 대해서』)

코어 커리큘럼(*core curriculum) 에도 일반의약품의 기술은 희박

이러한 의식을 갖는 약사가 증가한 것은 약학교육에 일반의약품 교육이 부족한 것에도 원인이 있다. 신약개발이나 분석이 중심이었던 6년제 이전의 약학교육은 그렇다고 해도 6년제로 이행한 후에도 일반의약품에 대한 교육은 충분하다고 말할 수 없다. 가장 큰 요인은 약학대학에 일반의약품에 정통한 교수가 거의 없기 때문일 것이다.

2013년도 개정되어 2015년도 입학생부터 적용된『약학교육모델 코어커리큘럼』(개정판)은 6년 동안 배우는 내용으로서【A기본사항~G약학연구】까지 7개의 도달목표를 정하고 있다. 그 가운데 일반의약품은「사회와 약학」중「지역에서의 약국의 역할」에서「셀프메디케이션에서의 약국의 역할에 대해서 설명할 수 있다」는 기술이 있으며, 또, 의료약학의 5개 분야 중에서「약리 · 병태 · 약물치료」에「일반의약품 · 셀프메디케이션」의 기술이 있을 뿐이다(표 3-21).

약국에서 실시되는 장기실무실습은 어떠한가.

실습생을 받는 약국에서는 일반의약품과 관련하여,「약국제제(한방제제 포함), *요지도(要指導)의약품 · 일반의약품, 건강식품, 서플리먼트, 의료기기 등을 위험에 따라 적절하게 취급하고 관리할 수 있다」「약국에 온 사람에게 증상에 맞는 적절한 대응(의사 진료 권장, 구급대응, 요지도(要指導)의약품 · 일반의약품 및 검사약 등의 추천, 생활지도 등)을 선택할 수 있다」「선택한 약국제제(한방제제 포함), 요지도(要指導)의약품 · 일반의약품, 건강식품, 서플리먼트, 의료기기 등의 사용방법이나 주의점 등을 약국방문자에게 적절하고 알기 쉽게 설명할 수 있다」 등을 습득하게 된다(표 3-22). 그러나 실습을 실시한 결과, 실무실습의 대부분이 조제업무와 그에 부수하는 업무로 나뉘어 있고, 일반의약품이나 셀프메디케이션에는 충분한 시간이 할애되지 않는다. 무엇보다도 실습생을 받는 약국에 일반의약품, 셀프메디케이션을 지도할 수 있는 체제가 정비되어 있지 않은 현실적인 사정도 있다.

* core curriculum (핵심이 되는 과목을 중심으로 다른 과목을 종합편성한 교과 과정)
*요지도(要指導)의약품 :인터넷등으로 판매할수 없도록 분류된 의약품.
약사가 환자를 직접 문진하며 지도,판매하는 의약품

표 3-21 **약학교육 모델 · 코어커리큘럼에 있는 일반의약품에 대한 기술**

B 약학과 사회

(4)지역에서의 약국과 약사

GIO. 지역의 보건, 의료, 복지에 대한 현상과 과제를 확인하는 동시에 그 질을 향상시키기 위한 약국 및 약사의 역할과 그 의의를 이해한다.

【① 지역에서의 약국의 역할】

1. 지역에서의 약국의 기능과 업무에 대해서 설명할 수 있다.
2. 의약분업의 의의와 동향을 설명할 수 있다.
3. 단골약국 · 약사에 의한 약학적 관리의 의의를 설명할 수 있다.
4. 셀프메디케이션에서의 약국의 역할에 대해서 설명할 수 있다
5. 재해 시의 약국의 역할에 대해서 설명할 수 있다.
6. 의료비 적정화에 약국이 담당하는 역할에 대해서 설명할 수 있다.

E 의료약학

E2 약리 · 병태 · 약물치료

(9) 일반의약품, 셀프메디케이션

GIO 적절한 약물치료 및 지역의 보건 · 의료에 공헌할 수 있도록, 요지도(要指導)의약품 · 일반의약품 및 셀프메디케이션에 관한 기본적 지식을 습득한다. 아울러, 약물치료 실시에 필요한 정보를 스스로 수집하기 위한 기본적 사항을 습득한다.

1. 지역에서 질병예방, 건강유지 증진, 셀프메디케이션을 위해 약사가 담당하는 역할을 개설할 수 있다.
2. 요지도(要指導)의약품 및 일반의약품[위험 정도에 따른 구분 (제1류, 제2류, 제3류)도 포함]에 대해서 설명하고, 각 분류에 포함되는 대표적인 제제를 열거할 수 있다.
3. 대표적인 증후와 관련 빈도가 높은 질환, 간과해서는 안 되는 질환을 열거할 수 있다.
4. 요지도(要指導)의약품 · 일반의약품의 선택, 진료권장 여부를 판단하기 위해서 필요한 환자정보를 수집할 수 있다.
5. 다음 질환 · 증후의 셀프메디케이션에 이용하는 요지도(要指導)의약품 · 일반의약품 등에 포함되는 성분 · 작용 · 부작용을 열거할 수 있다.

   발열, 통증, 가려움, 소화기증상, 호흡기증상, 알레르기, 세균 · 진균 감염증, 생활습관병 등
6. 주요 양생법(운동 · 식사요법, 서플리먼트, 건강기능식품을 포함)과 그 건강의 유지 · 촉진에 대한 의의를 설명할 수 있다.
7. 요지도(要指導)의약품 · 일반의약품과 전문의약품, 서플리먼트, 건강기능식품 등과의 대표적인 상호작용을 설명할 수 있다.
8. 요지도(要指導)의약품 · 일반의약품 등의 치료효과와 부작용을 판정하기 위한 정보를 수집하고 평가할 수 있다.

표 3-22). 그러나 실습을 실시한 결과, 실무실습의 대부분이 조제업무와 그에 부수하는 업무로 나뉘어 있고, 일반의약품이나 셀프메디케이션에는 충분한 시간이 할애되지 않는다. 무엇보다도 실습생을 받는 약국에 일반의약품, 셀프메디케이션을 지도할 수 있는 체계가 구비되어 있지 않는 현실적 사정도 있다.

표 3-22 약학실무실습에서 실시되는 내용(예시)

(5) 지역의 보건 · 의료 · 복지에 참여
GIO 지역의 보건 · 의료 · 복지에 적극적으로 공헌할 수 있도록 재택의료, 지역보건, 복지, 1차 치료, 셀프메디케이션의 체제와 의의를 이해하는 동시에, 이들 활동에 참가함으로써, 지역주민의 건강 회복, 유지, 향상에 관여할 수 있다.
【③ 1차 치료, 셀프메디케이션의 실천】
(1~4는 대학에서 사전학습)
5. 약국제제(한방제제 포함), 요지도(要指導)의약품 · 일반의약품, 건강식품, 서플리먼트, 의료기기 등을 위험에 따라 적절히 취급, 관리할 수 있다(기능 · 태도).
6. 약국방문자로부터 수집한 정보 및 신체소견 등에 기초하여 증상(질환, 중증도 등)이나 몸상태를 추측할 수 있다(지식, 태도).
7. 약국방문자에 대해서, 증상에 맞는 적절한 대응(의사에 대한 진료권장, 구급대응, 요지도(要指導)의약품 · 일반의약품 및 검사약 등의 추천, 생활지도 등)을 선택할 수 있다(지식, 태도).
8. 선택한 약국제제(한방제제 포함), 요지도(要指導)의약품 · 일반의약품, 건강식품, 서플리먼트, 의료기기 등의 사용방법 및 주의점 등을 약국방문자에게 적절하고 알기 쉽게 설명할 수 있다(지식, 태도).
9. 질병의 예방 및 건강관리에 대한 조언을 체험한다(지식, 태도).

(문부과학성, 기타「약학실무실습에 관한 연락회의」제4회 회의(2015년 1월 26일) 자료)

약사의 관여를 의무화한 (구)약사법 개정

2013년의 (구)약사법 개정(2014년 6월 시행)에서는 의약품 분류를 재검토하였다. 이에 따라 의약품은「약국의약품」(전문의약품+약국제제),「요지도(要指導)의약품」「일반의약품」으로 크게 구분되었다. 기존의 전문의약품, 일반의약품의 분류 안에 요지도(要指導)의약품이라는 새로운 항목이 추가된 것이다.

일반의약품은 2009년도 약사법 개정에서 위험의 정도에 따라, 제1류의약품, 제2류의약품, 제3류의약품으로 분류되고, 분류별로 진열이나 판매 시의 자격자가 결정되었다(표 3-23).

표 3-23 새로운 의약품의 분류와 약사 관여 여부

분류		정보제공	정보제공자	진열	인터넷판매
약국의약품	전문의약품	의무	약사	조제실	불가
	약국제제				가능
요지도(要指導)의약품			약사	구입자와 간격	불가
일반의약품	제1류의약품	의무	약사	구입자와 간격	가능
	제2류의약품 제3류의약품	노력의무	약사 등록판매자	7m 이내	

요지도(要指導)의약품과 제1류 의약품은 약사의 정보제공이 의무화되었고, 판매 시에는 요지도(要指導)의약품은 약사가 실시하고 제1류의약품은 약사 또는 그 관리 하에서 실시하게 되었다. 이와 같이 새롭게 항목으로 추가된 요지도(要指導)의약품과 제1류의약품은 약사가 꼭 관여하여야 한다. 약사가 「일반의약품은 취급하지 않는다」 「모른다」로 끝나는 시대가 아니다. 「조제밖에 안합니다」라고 말하는 약사는 스스로 직능을 방치하고 있는 것이다.

조제를 중심으로 하는 약국이라도 본래의 기능을 발휘하기 위해서는 경영자와 약사가 충분한 논의를 하여, 일반의약품의 취급과 셀프메디케이션에 관여하는 의의를 공유하는 것이 중요할 것이다.

의약품의 인터넷판매 논의는 약사의 존재의의를 묻는 것

1 전문가의 설명은 「필요없다?」

일반의약품의 인터넷 판매가 2014년 6월부터 허용되었다. 지금까지 인터넷 판매는 제3류의약품에 한정되어 왔지만, (구)약사법에 그 취지가 규정된 것은 없었다. 그 때문에 인터넷판매업자가 나라를 상대로 소송을 하고, 최고 재판에서 「법본칙에 규정이 없는 성령으로 규제하는 것은 법의 위임 범위를 넘는다」라고 하여 판매를 규제하는 성령을 무효로 판단한 것이 시발점이 되었다.

이에 따라 (구)약사법을 개정하여, 스위치 직후의 품목이나 극약을 새롭게 「요지도(要指導)의약품」으로 분류하고 약사에 의한 대면판매를 의무화하는 한편, 모든 일반의약품을 인터넷에서 판매할 수 있도록 하였다(표 3-24). 일본약사회 등은 안전성확보의 관점에서 「인터넷 판매 허용 반대」에 나섰지만, 제2차 아베내각이 2013년 6월에 발표한 일본진흥전략에서 「일반의약품의 인터넷판매 허용」을 결정함에 따라 단숨에 허용이 결정되었다.

표 3-24 의약품 인터넷판매 여부와 의약품 구분

<table>
<tr><th colspan="2">분류</th><th>대응하는 전문가</th><th>판매자의 설명</th><th>이용자 상담에 대한 대응</th><th>인터넷, 우편 등으로 판매</th></tr>
<tr><td colspan="2">요지도(要指導)의약품</td><td rowspan="2">약사</td><td rowspan="2">서면으로 정보제공 (의무)</td><td rowspan="4">의무</td><td>불가능</td></tr>
<tr><td rowspan="3">일반 의약품</td><td>제1류 의약품</td><td rowspan="3">가능</td></tr>
<tr><td>제2류 의약품</td><td rowspan="2">약사 또는 등록판매자</td><td>노력의무</td></tr>
<tr><td>제3류 의약품</td><td>법률상의 규정 없음</td></tr>
</table>

2 인터넷 구입은 시대의 흐름

2011년도 정보통신백서에 따르면 15세 이상 국민의 3분의 1 이 인터넷을 이용하고 있다는 결과가 있고, 이용자는 매년 증가일로를 걷고 있다. 이는 정보수집 도구로 인터넷을 이용하는 경향이 대폭 증가하고 있기 때문으로, 판매행위에도 반영되고 있다. 인터넷판매는 이제 시대의 흐름이며, 의약품도 예외가 아니게 된 것이다.

그러나 의약품 인터넷판매 허용은 의약품 판매 규정에서 「대면의 원칙」을 번복하는 일이다. 인터넷을 통하여 약사, 등록판매자가 관여하게 되어 있다고는 해도, 얼굴을 보면서 하는 대응과는 상황이 다르다. 실질적으로 인터넷판매에서는 제1류의약품도 포함하여, 약사가 직접 얼굴을 대하고 하는 설명이 필요하지 않다는 판단이 내려진 셈이다.

약국약사는 이러한 사태에 어떻게 대응하여야 할까. 야금야금 처방약까지 허용되어 버리는 사태가 일어나면, 약의 관리자로서의 존재의의는 사라지게 될 것이다.

3 약사는 무엇을 해왔는가?

의약품을 적절하게 제공함으로써, 국민의 건강위생과 안전을 지킨다는 입장에 있는 약사는 이러한 의식을 갖고 있었는지 심히 의문이 든다.

이러한 의문이 드는 이유는 인터넷판매에서 일반의약품을 선택하는 기준으로 '가격' 이 압도적으로 높게 나타났고, 부작용이나 상호작용은 중시되지 않았다는 조사결과 때문이다. 약의 적정사용협의회(RAD_AR)가 2015년 2월에 공표한 바에 따르면, 인터넷에서 일반의약품을 선택하는 포인트는 「가격」이

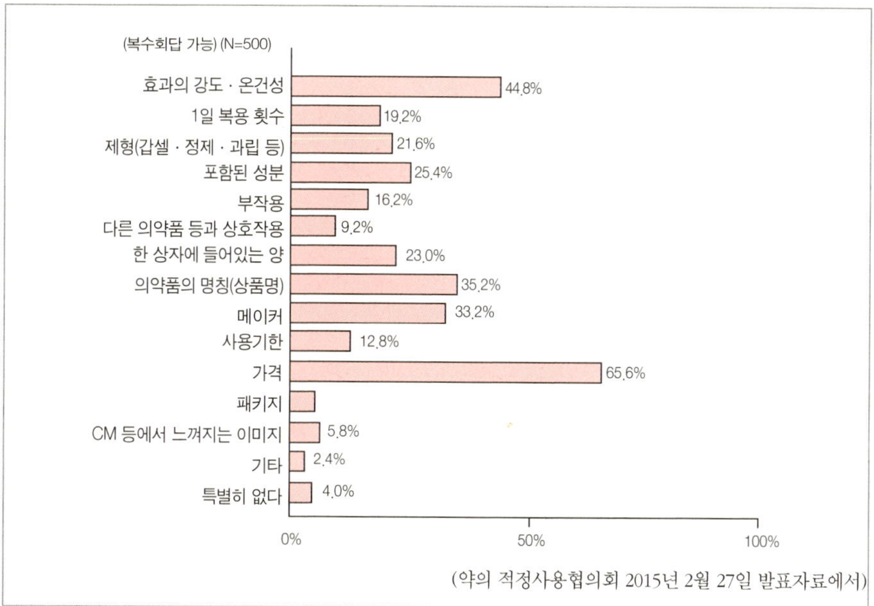

그림 3-6 **인터넷에서 일반의약품을 구입할 때의 포인트**

압도적으로 많았고, 「다른 의약품 등과의 상호작용」은 적었다(그림 3-6). 또, 인터넷판매에서 가장 편리하다고 느낀 점은 「영업시간에 관계없이 살 수 있다」「싸게 구입할 수 있다」 등이었다. 이 결과로부터도 이용자가 가격을 중시하고 있다는 것을 알 수 있다.

일반의약품의 구입 빈도는 점포에서의 최다(最多)는 「2~3개월에 한번 정도」 (30.6%), 인터넷에서의 최다(最多)는 「2~3개월에 한번 정도」 (35.4%)로 구입빈도에는 차이가 없었다. 그러나 이 조사결과는 인터넷 구입이 상상 이상 확대된 것을 말해준다.

이 조사에서 볼 수 있듯이 이용자가 안전성보다 가격을 중시하는 것은 기존 점포 구입에서도 안전성에 대한 장점을 느낀 적이 없었기 때문으로 생각된다.

물론, 이용자의 상태를 진지하게 생각하고 가까운 친척처럼 대응하는 약사도 존재하지만, 이러한 약사는 소수에 불과하고, 약국에서 의약품을 판매하는 자세를 바꾸려는 시도는 거의 없었던 것이 현실이다.

만약 이 같은 자각과 행동이 동반했다면, 슬금슬금 인터넷 판매가 허용되는 일은 없었을 것이다.

④ 그러나 인터넷판매가 시장확대로 연결되지 않았다

의약품 인터넷판매 전면 허용은 이용자의 편리성을 높이고, 가격경쟁을 촉구하여 인터넷 상거래를 확대시키는데 목표가 있었다고 한다. 사실, 인터넷판매 허용으로 약국내 가격도 하락경향을 보였다.

일반의약품시장은 출하기준으로 6,000억엔 이상(후생성 약사공업생산동태조사), 시장기준으로 9,000억엔 이상(인터넷판매 검토회 자료)으로, 최근 수년간 보합세가 이어졌다. 결국 시장은 이미 공급과잉이 되어, 포화상태에 있다.

쌀이나 주류와 마찬가지로, 공급과잉에 빠진 상품은 규제를 완화해도 시장확대를 기대할 수 없다는 것이 확인되고 있다. 규제완화의 결과, 수퍼 등에 고객을 빼앗겨 상점가에서 쌀가게나 주류판매점이 쇠퇴한 것은 이미 다 아는 사실이다.

쌀이나 주류의 예를 볼 것까지도 없이, 의약품의 인터넷판매 허용으로 인터넷업자, 수퍼, 편의점, 홈센터, 키오스크 등 신규 진출이 이어짐으로써, 기존의 약국 · 드럭스토어가 피폐해질 것이라는 우려가 크다.

높은 기준이 부과된 스위치OTC약 · 검사약

1 요란하게 광고한 스위치OTC약이 조기 철수

모찌다제약의 고지혈증치료제 「에파델」(icosapent ethyl)의 스위치OTC약으로서, 닛수이제약이 2013년 4월부터 발매한 「에파아르테」의 판매가 2014년 9월에 중지되었다. 에파아르테는 최초 생활습관병 치료약으로서 주목을 모으는 한편, 생활습관병 영역의 스위치화에 탄력을 줄 것으로 기대되었지만, 발매한 지 겨우 1년 반 만에 철수 사태에 빠지게 되었다.

닛수이제약이 철수를 결정한 것은, 사용자의 중성지방치가 150mg/dℓ 이상 1,300mg/dℓ 이하의 경계영역이어야 하며, 복용 3개월 후에 의료기관에서 혈액검사를 실시하고 다시 한 번 중성지방을 확인하기 위한 검사를 실시하는 등의 적정사용조사를 150증례 수집해야 하는 엄격한 기준을 만족시킬 수 없었기 때문이다. 한편, 「에파델 T」를 판매하는 다이쇼제약은 판매를 지속하고 있다.

직접적인 원인은 일반의약품의 판로가 한정되어 있는 닛수이제약의 판매체제가 정비되지 않았던 것에 있지만, 생활습관병 영역의 스위치OTC약을 키우겠다는 의식이 낮았던 약국약사에게도 원인이 있을 것이다.

에파아르테, 에파델T를 승인할 당시, 의사측 위원이 강조한 것은 의사의 진찰을 받지 않고 약을 사는 것에 대한 우려였다. 생활습관병 환자가 자각 없이 약에 의지하면 식사나 운동요법을 통한 대처가 소홀해져 증상의 악화, 합병증의 발현으로 연결될 우려가 있다고 주장한 것이다.

생활습관병 환자가 의사의 진찰을 받지 않고 OTC약으로 대응하면, 약국이나 드럭스토어에 환자를 빼앗겨 버릴 수 있다는 속마음도 살짝 엿보인다. 생활습관병의 대응에는 환자를 중심으로 한 의사와 약사의 협동이 필요하지만, 유감스럽게도 양자의 역할에 대한 상호이해가 부족하고, 의사측에는 약국약사에 대한 불신감이 선행하고 있는 것 같다.

이코사펜토산에틸(icosapent ethyl)은 일반적으로 특정보건용식품으로서도 판매되는 성분이다. 그럼에도 불구하고 의사측위원이 강경하게 반대한 것은 이 성분의 스위치OTC에 반대한다기보다도 생활습관병 분야의 의약품이 일부라도 일반의약품으로 판매되는 것을 얼마나 두려워하고 있는가를 보여주는 것이다.

2 일반용검사약 스위치도 기대 빗나가

스위치OTC약과 마찬가지로 의료용검사약의 스위치도 기대대로 진행되지 않았다.

기존에 일반용 체외검사약으로서 승인되어 있는 것은 당뇨, 요단백, 임신검사약 3종류이다. 새로운 체외검사약의 스위치화를 검토해온 후생성 약사 · 식품위생심의회의 승인을 얻어, 2014년 12월에 후생노동성이 발표한 통지에 따르면, 체외진단용 의약품의 일반용검사약 스위치와 관련해서 「요(尿), 변, 콧

물, 타액, 눈물 등을 채취할 때 침습(侵襲)이 없는 것이 검체로서 적당하다」라고 하여 한정적인 대응으로 끝났다.

관계자가 일반용검사약에서 바란 것은 「혈액」이었지만, 혈액은 「침습을 동반한다」라는 판단으로 제외되었다. 혈액이라는 검체를 사용하면 콜레스테롤치나 중성지방, 혈당치 등의 생활습관병에 관련된 검사수치가 확실하게 나타난다.

혈액을 사용한 검사와 관련해서는 2014년 4월부터 승인된 검체측정실 사업이 있다. 하지만 가이드라인에서 많은 기준이 붙게 됨에 따라 지극히 운용하기 힘든 것이 되었다. 그래서 일반용검사약에 대한 기대가 컸지만, 결과적으로 의사측 위원에게 부딪혀 좌절된 것이 사실이다.

Column

난산이었던 에파아르테, 에파델T 승인

에파아르테, 에파델T는 2012년 10월, 난산 끝에 승인되었다. 두 번에 걸쳐서 약사 · 식품위생심의회 일반의약품부회의 심의에서 의사위원으로부터 반대의견이 나왔고, 3번째 회의에서 다수결로 승인되는 예상외의 결과가 나왔다. 그런데 300례 정도의 적정사용 조사를 실시할 것이 의무화되었다. 스위치OTC약을 승인하면서, 이와 같이 조사를 의무화한 예가 없기 때문에 이 또한 정말 이례적인 일로 생각된다. 신청한 2개사 중 닛수이제약은 이 증례수를 모으는 것이 어렵다고 판단하여, 일단 판매를 시작한 제품의 판매중지를 결정하였다.

또 같은 해 12월 약사 · 식품위생심의회 약사분과회에서는 의사측 위원이 생활습관병 영역의 스위치OTC화 자체를 문제 시하는 발언도 있었다. 2002년 11월에 후생성 일반의약품 승인심사합리화 등 검토회가 정리한 중간보고에서 새로운 일반의약품의 범위로서 생활습관병의 발현 예방 및 QOL 개선 등을 거론한 점을 재고하도록 요구하고 있는 것이다. 또 약사 · 약학계의 위원이 2/3을 차지하는 위원구성도 재검토할 것을 제안하였다.

이에 따라 후생성은 생활습관병 영역의 전문의약품을 일반용으로 전용할 때의 기준을 정리한 후에 스위치OTC약을 승인할 것을 받아들였고, 생활습관병 영역의 스위치OTC약에 큰 브레이크가 걸리게 되었다.

제언 13

의약품 인터넷판매가 무엇을 상징하는지 생각해보자

직능의 일부밖에 발휘하지 않았던 약사

드럭스토어에서 일반의약품을 구입할 경우, 의약품을 계산대에 가지고 가면「약에 대한 설명이 필요합니까?」라고 묻는다. 대부분의 사람이「필요없습니다」라고 대답하는 것을 본다. 극단적인 경우는 제1류의약품조차도 일반 스텝이 아무런 대화도 없이 계산하는 경우도 있다. 한편, 약국에서는 일반의약품의 취급 자체가 적은 데다가 조제로 바쁜 약사는 상담할 수 있는 분위기도 아니다. 가격도 정가판매이기 때문에 약국에서 일반의약품을 구입할 기회 자체가 적은 것이 현실이다.

요약하면 대부분의 이용자는 일반의약품을 사면서 약사가 있다는 것에 대한 장점을 느낄 기회가 거의 없었던 것이다.

존재가치를 높이기 위해 지금 무엇을 하고 있는가

일반의약품의 인터넷판매 허용에서 배워야 하는 것은「현재는 과거가 축적된 결과이며, 미래는 현재가 축적되어 태어난다」라는 것이다. 인터넷판매 허용은 과거의 약국약사의 행동이 초래한 결과이며, 현재를 변화시키려고 하지 않는 한 약국약사의 미래는 없다고 할 수 있다.

「조제가 바쁘다」「우리들 약사는 물건판매를 담당하는 사람이 아니다」라는 의식을 갖고 있는 상태로는 미래에 대한 희망은 없다. 왜냐하면 현재의 대응이 미래의 결과로 이어지기 때문이다.

본 저서에서는 세 번에 걸쳐서 약국기능, 약사기능 본연의 모습을 언급하였다. 이것은 약국은「조제만을 하는 장소」가 아니고, 약사는「조제만을 하는 사람」이 아니라는 것으로 결착된다. 건강수명 연장의 과제를 말할 것도 없이, 건강하고 인간다운 생활을 하고 싶은 것은 모든 사람이 바라는 바이다. 그리고 약국약사에게는 질병에 관계된 약물요법을 담당할 책임이 있는 동시에 건강한 생활을 유지하기 위한 예방, 미병대책, 중증화 방지의 역할이 요구된다.

그때 약사로서 무엇을 할 수 있는지, 약사밖에 할 수 없는 가치 있는 일은 무엇인지를 진정으로 생각해야 한다. 그리고 그때란 진정 「지금」인 것이다.

인터넷판매의 목표는 일반의약품만이 아니라고 생각하자

인터넷판매가 가져올 우려는 기존점포의 피폐만이 아니다. 오히려 걱정되는 것은 일반의약품의 전면 허용을 지렛대 삼아 6조엔 남짓의 처방약 시장으로 파급되는 일이다.

인터넷판매업자가 구입이력을 정비하고, 다른 의약품과의 상호작용 등을 체크하여 약국에서 조제하는 것과 같이 약력관리 및 복약지도를 담보할 수 있다면, 「처방약의 인터넷판매도 지장은 없다」라는 논리가 성립된다. 처방전을 대규모의 조제센터 등에서 접수하고 개인에게 보내주는 체제가 반드시 불가능한 것은 아니기 때문이다. 실제로, 미국 등에서는 우편조제가 침투하고 있다.

또, 후생노동성이 검토하고 있는 전자처방전이나 의료ID 등을 활용하여 처방단계에서 타과 진료 및 알레르기력, 검사치 등의 의료정보를 체크할 수 있다면, 점포로서의 약국을 거치지 않고도 처방약을 환자에게 보내주는 일이 반드시 불가능한 것은 아니다.

인터넷판매 추진세력에게 일반의약품의 인터넷판매는 「새로운 기업활동을 위한 돌파구에 지나지 않는다」고 관계자들은 말한다.

대부분의 약국에게 일반의약품의 인터넷판매 논의는 지금까지 「강 건너 불구경」이었을지 모르지만, 처방약까지 위기가 몰려올 수 있다는 것에 유의해야 한다.

거듭 말하자면, 일반의약품을 경시하는 것은 「모든 의약품의 공급」이라는 약국 · 약사 본래의 역할을 방치하는 것이나 다름없다. 편리성이라는 이름 하에 인터넷관계자가 공세를 펼쳐온 배경에는 이렇게까지 기존 점포에 틈이 있었기 때문이라는 것을 자각하고, 앞으로의 약사, 약국의 모습에 대해 생각해 보아야 할 것이다.

오프라인 점포와 인터넷 융합을 도모하자

기존의 약국은 인터넷 의약품 판매에 어떻게 대응할 수 있을까. 우선 필요한 것은 인터넷이 아니라, 약국으로 올 수 있게 하는 장치, 즉 목적 내점성(目的 來店性)을 높이기 위한 체제정비이다. 이를 위해서는 일반의약품만을 생각할 것이 아니라, 종합적인 건강상담체제를 구축하여, 약사의 관여를 통한 부가가치를 만들어내는 것이 중요하다.

하드웨어적으로는 일반의약품, 서플리먼트, 위생잡화 이외에도, 고령자가 외출하기 쉽도록 도와주는 보행보조기나 지팡이, 구두, 식사 지원을 위한 고형화보조분말 · 개호식 등도 준비하기 바란다.

소프트웨어적으로는 약사 자신의 의식개혁과 스킬업이 중요하다. 상기의 상품군에 대한 지식 이외에도 일상적인 건강상담이나 개호상담 나아가서는 치매나 우울 등의 조기발견, 예방 등에도 대응할 수 있는 체제가 필요하다.

중요한 것은 상품판매를 확대하는 것이 아니라, 「곤란할 때 언제라도 상담에 응해주는 약국」으로서의 존재가치를 높이는 일이다. 이러한 대응을 통해서 환자나 이용자가 알지 못했던 잠재수요 및 새로운 수요를 창조하고 이에 대한 솔루션을 제시하는 선순환이 이어지기 바란다.

제언 14

스위치OTC의 의미를 생각하자

생활습관병 분야의 스위치OTC가 주목받는 의미를 이해하자

국민의 건강수명 연장, 의료비 절감을 실현하기 위해 가장 중요시 하고 있는 것이 셀프메디케이션의 추진이다. 또, 그 열쇠가 전문의약품 성분을 일반의약품으로 전환하는 스위치OTC의 활용이라는 것은 앞에서도 설명하였다. 스위치OTC는 효과가 강한 만큼 약사가 적절히 관여하여 적정사용을 권장하는 것이 중요하다. 고령사회가 진행됨에 따라 생활습관병 영역의 스위치화가 요망되지만, 쉽지만은 않은 것이 현실이다. 의사회의 저항은 물론이거니와 일반의약품에 대한 약국약사의 대응이 불충분한 것도 관계가 있다. 약사는 전문의약품과 마찬가지로 일반의약품에 대해서도 관리책임이 있다는 것을 자각하고 적극적으로 대응하는 자세가 필요하다.

생활습관병 영역의 현실을 살펴보자. 후생노동성의 국민건강 · 영양조사에 따르면「당뇨병이 강하게 의심되는 사람」890만명,「당뇨병의 가능성을 부정할 수 없는 사람」1,320만명을 합하면, 전국적으로 2,210만명의「잠재 당뇨병 환자」가 있으며, 게다가 당뇨병이 의심되는 사람의 약 40%는 거의 치료를 받은 적이 없다고 한다.

약국약사의 역할은 치료경험이 없는 잠재 환자를 발굴하고, 일반의약품으로 대응할 수 없는 경우에는 의료기관에 진찰을 권장하는 것이다. 결국 의료기관과 환자 쟁탈전을 벌이는 것이 아니라, 오히려 환자를 소개하는 입장에 있다.

일본 체인드럭스토어협회(JACDS)의 무나가타 마모루 사무총장은「(에파아르테, 에파델T의) 판매를 함에 있어서 조건이나 순서 등의 난관은 있지만, 이 제품은 우리들이 키우지 않았다면 더 이상 다음 번 제1류 스위치는 없다. 약사법의 진정한 의미를 실현할 수 없다는 정도로 생각하고 협회로서 대응해

나가겠다.」라는 결의를 말했는데, 확실히 약국약사가 키워가야 할 약이었다고 할 수 있다. 스위치OTC를 단순한 일반의약품의 한 종류로 보는 것이 아니라, 일본의 경증의료 · 셀프메디케이션의 바람직한 모습을 상징하는 존재로서 취급하며, 적정한 판매를 통하여 키워나가는 자세가 바람직하다.

약사는 방관자여서는 안 된다

스위치OTC, 스위치OTC검사약의 촉진은 일본부흥전략에서 주장하는 「건강수명 연장」의 일환으로서 자리매김되었다. 특히 검사약은 일본부흥전략에 따른 규제개혁회의가 「의료용검사약에서 일반용검사약으로 전환하는 제도를 빠른 시일에 구축하여 2014년도 중에 운용을 시작해야 한다」고 명시한 사항이다. 그러나 실체는 검체측정실과 마찬가지로 골자가 빠진 듯하다.

원래 스위치OTC를 추진하는 이유는 셀프메디케이션의 추진은 물론이거니와 쪼들리는 의료비 재정을 삭감하기 위해서이다. 후생노동성측에도 전문의약품 성분의 스위치OTC를 도모함으로써, 약제비를 억제하고 싶은 생각이 있는 것은 이미 다 알고 있는 사실이다. 2009년 6월 시행된 (구)약사법 개정에서 의약품판매체제를 개정한 것도 이러한 대응을 쉽게 할 수 있도록 환경을 정비하기 위함이다.

약국약사에게는 '일반의약품은 드럭스토어, 조제는 약국' 이라는 고정관념이 뿌리 깊다. 그러나 상품구비나 가격에서 약국이 드럭스토어에 대항할 수는 없지만, 세심한 건강지원이나 일상생활의 조언 등 소프트웨어적인 면을 살린 약국의 대응은 가능하다. 일반의약품을 구입하는 사람 모두가 상담이 필요하지 않다고 생각하는 것은 아니다. 대부분의 약국에는 조제를 제외하고는 상담기능이 마련되어 있지 않기 때문에 상담하고 싶어도 할 수 없는 것이 현실이다.

앞에서 말한 대로, 에파델의 스위치화와 관련하여 약사 · 식품위생심의회에서 의사측위원의 강한 반발이 있었던 것은 사실이지만, 에파델의 스위치화는 셀프메디케이션 추진의 돌파구가 될 가능성이 크다. 약국약사가 총력을 기울여 대응체제를 마련한다면 높은 승인기준도 해결할 수 있을지 모른다. 그러나 스위치OTC가 되었건, 스위치OTC검사약이 되었건 간에 당사자인 약사가 방관자로 있어서는 아무 것도 진행되지 않는다.

5 약사에게 요구되는 정보관리능력과 판단력

약력작성이 조제수가 청구때문이라는 오해

대형 드럭스토어 자회사가 약력을 기재하지 않은 것이 발각되어 커다란 문제가 되었다. 약력 미기재는 17만건에 달하였고, 그 일부 중에는 조제수가의 약제복용력 관리지도료를 부정하게 청구한 것으로 의심되는 것도 있었다. 약력관리를 단순한 보험청구의 산정요건으로밖에 인식하지 않았던 사실이 본의 아니게 드러난 것이다. 약력 미기재와 관련 「약력관리지도료를 산정하지 않으면 위법성은 없다」라는 논의도 있지만, 그것은 어디까지나 건강보험법상의 문제이며, 조제업무는 다른 관점에서 따져볼 필요가 있다.

1 본래 약력(藥歷)이란 무엇인가

약력이란 무엇인가. 약력은 「약사가 어떠한 조제를 했는지에 대한 이유서이며, 조제행위에 대한 근거가 되는 기록」이다. 약력에 기재가 없다면 약사가 어떠한 판단에 근거하여 조제를 했는지 그 이유를 알 수 없고, 나중에 환자에게 부작용 등이 발현되었을 때 약사는 해명이 불가능해 진다.

한편, 약사에게는 적절한 처방정보를 토대로 정확한 조제를 실시했다는 기록으로서, 조제록의 기재와 보관이 의무화되고 있다(약사법 제28조). 그러나 조제록은 조제수가 청구의 근거로서, 어떠한 이유에서 조제를 실시했는지의 판단은 기재되지 않는다(표 3-25). 따라서 약사의 전권사항인 「조제」에 대한 근거는 약력을 보지 않으면 판단할 수 없다.

표 3-25 조제록에 기재해야 할 사항(약사법 제28조 제2항, 동법 시행규칙 제16조)

- 환자의 이름 및 연령
- 약명 및 분량
- 조제 연월일
- 조제량
- 조제한 약사의 이름
- 처방전의 발행 연월일
- 처방한 의사 등의 이름
- 처방한 의사 등의 주소 또는 근무하는 의료기관의 명칭 · 주소지
- 처방전에 기재된 의약품을 변경 조제한 경우는 변경 내용, 또 의사 등에게 의문점을 확인한 경우에는 회답 내용
- 환자의 피보험자증 기호번호, 보험자명, 생년월일 및 피보험자, 피부양자의 구별
- 해당 약국에서 조제한 약제와 관련, 처방전에 기재한 용량, 기존의 조제량 및 사용기간
- 해당 약국에서 조제한 약제와 관련한 약제점수, 조제수수료, 청구점수 및 환자부담금액

약사는 환자별 개인최적화를 고려하여 의약품의 적정사용을 촉진하는 중요한 역할을 담당하기 위해서, 환자의 복약상황이나 알르레기, 부작용력 등 복약과 관련하여 필요한 정보를 환자 개인별로 수집 · 관리해야 한다. 이들을 * 시계열(時系列)로 기재하는 것이 약력이며, 보험청구 여부와 상관없이 초진 이외의 환자는 반드시 약력이 정비되어 있어야한다

* 시계열 (時系列) :확률적(確率的) 현상을 관측하여 얻은 값을 시간의 차례대로 늘어놓은 계열(=시간수열)

2 약력 미기재는 법에 저촉되는가?

즉, 약력은 약사가 환자에게 약물치료를 할 때, 유효성과 안전성을 확보할 수 있는 중요한 정보원 중 하나인 것이다. 약사는 처방전을 받았을 때, ① 처방전 검사, ② 약력 참조, ③ 인터뷰를 통한 환자정보의 수집 등 3가지 관점에서 「처방전대로 조제해도 좋은지」를 판단한다.

약력정보가 없는 상태에서 불충분한 정보를 토대로 조제를 하여, 환자에게 처방약을 교부하는 것은 「필요한 정보를 제공한다 및 필요한 약학적 지견에 기초한 지도를 실시해야 한다」로 규정된 약사법 제25조의 2에 위반하는 일이 된다.

또, 보험약사가 실시해야 할 것을 규정한 「보험약국 및 보험약사 요양담당 규칙」에서도 조제를 실시할 때에는 약력을 참조하도록 요구하고 있어, 이것

에도 위반하는 일이 된다(표 3-26).

표 3-26 **보험약국 및 보험약사 요양담당규칙**

(약제의 일반적 방침) 제8조 보험약국에서 건강보험 조제에 종사하는 보험약사(이하『보험약사』라고 한다.)는 보험의사 등이 교부한 처방전에 기초하여, 환자의 요양 상 타당 적절한 조제 및 약학적 관리, 지도를 실시해야 한다. 2 보험약사는 조제를 할 경우, 환자의 복약상황 및 약제복용력을 확인해야 한다.

약수첩의 행방

1 점수화는 2000년부터

처음 약수첩은 일부 의료기관 및 약국에서 독자적인 서비스로 시작되었다. 조제수가에 등장한 것은 2000년도 조제수가 개정에서 「약제정보제공료1 (수첩에 기재)」이 신설된 이후이다.

그 후, 2012년도 조제수가 개정에서 약수첩을 통한 정보제공이 약제복용력 관리료로 편입되었고, 약제복용력 관리료는 30점에서 41점으로 인상되었다. 그리고 2014년도 개정에서는 「약수첩이 없는 경우」에 34점을 산정하는 것으로 변경되었다.

실제로 약수첩의 이용률은 서서히 상승하고 있다. 2013년도 후생노동성 보험국 의료과의 위탁조사 「약국 기능에 관한 실태조사」에서 「약수첩을 활용하고 있는가」라는 질문에 모든 연령대에서 반수 이상이 활용하고 있다고 답하였다(그림 3-7). 한편, 연령이 낮아질수록 약수첩을 활용하지 않는 경우가 많아지는 것도 확인되었다. 이는 만성질환이 많은 고령자와 급성질환으로 진찰빈도가 낮은 젊은 세대의 차이로 파악되지만, 젊은 세대의 경우 약이나 건강에 관한 의식이 낮은 것에도 원인이 있는 것 같다.

2 확대되는 전자약수첩

●일본약사회판도 운용할 예정

전자약수첩의 활용도 확대되고 있다. 지역약사회, 대형 체인약국 등이 주도

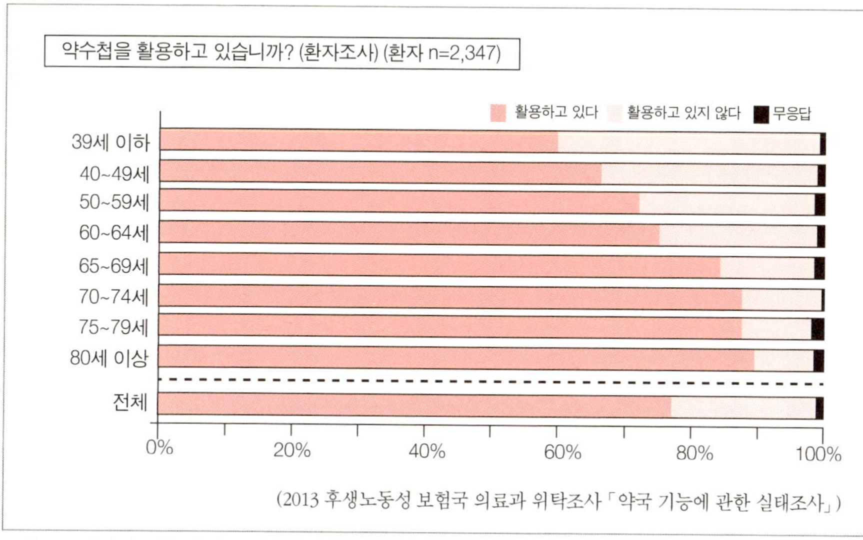

그림 3-7 **환자의 약수첩 활용 상황**

하고 있는데, 전국 20개 도도부현약사회가 오사카부약사회의 e-약수첩을 도입하는 한편, 나가사키시약사회나 고베시약사회 등은 소니Sony가 만든 전자약수첩을 도입하는 등 지역약사회의 움직임이 선행되고 있다.

이에 따라, 일본약사회도 오사카부약사회의 「e-약수첩」과 플랫폼을 공유하는데 기본 합의하고, e-약수첩을 기본으로 한 「일본약사회판 전자약수첩」을 개발하여, 2015년도 상반기에는 운용을 시작할 예정이라고 한다. 이에 따라 전자약수첩은 급속도로 확산될 움직임을 보이고 있다.

●종이에 없는 편리성 기대

전자약수첩의 활용범위는 넓지만 무엇보다도 편리성이 뛰어나다는 것이 장점이다. 카드 터치로 간단하게 약수첩에 있는 정보를 약사가 볼 수 있는 것, 이용자가 스마트폰으로 편리하게 정보를 볼 수 있는 것, 이용자나 약사나 추가적인 수고를 하지 않아도 된다는 것 등이 높은 평가를 받고 있다. 또, 종이수첩에 비해 정보량을 압도적으로 늘릴 수 있기 때문에 복용력 이외의 정보도 포함시킬 수 있다. 이밖에 가족 전원의 약력관리도 가능한 것, 의료관계직종과의 정보공유화에도 도움이 되는 것 등도 장점으로 꼽힌다.

3 의료ID와 관계는?

다만, 2013년 5월에 가결 성립된 「마이넘버」제도 관련법과 후생성 등이 진행해온 의료ID가 진행될 경우에 전자약수첩의 위치가 어떻게 될지 아직 명확하지 않은 것이 마음에 걸린다. 마이넘버제도를 도입하는 목적은 사회보장 · 세금에 관한 "행정사무의 효율화"와 "국민의 편리성 향상"이다. 그러나 마이넘버제의 이용범위에는 의료 · 개호분야도 포함되기 때문에 병력이나 약력 등의 개인정보가 누설될 우려도 있다.

이 때문에 정부는 의료 · 개호에 관한 개인정보를 관리하기 위해, 마이넘버제와는 다른 번호제도의 도입을 검토하고 있다. 이른바 의료ID이다. 마이넘버제의 인프라는 어느 정도 활용하면서도 마이넘버와는 다른, 의료 등의 분야에서만 사용할 수 있는 번호 등 안전하고 분산적인 정보제휴의 기반을 마련해야 한다는 방향으로 논의가 진행되고 있다. 여기에는 의료자, 보험자, 행정 간의 정보공유화와 환자가 자신의 병력이나 약력 등을 파악할 수 있는 시스템이 구축되어야 한다.

민주당 정권 하에서 진행된 「어디에서나 My병원」이라는 구상을 실현하는 도구의 하나로 개발이 진행된 전자약수첩이지만, 정권교체로 그 자리가 모호해지게 되었다. 의료ID와의 관계를 포함하여 전자약수첩이 앞으로 어떻게 될지 향후 논의를 주시해볼 필요가 있다.

잔약(殘藥)이 왜 발생하는가

1 고령자의 유해작용 발생빈도는 약의 종류수에 비례한다

남은약은 왜 발생하는가. 남은약 발생의 원인으로는 많은 요인을 생각할 수 있다. 남은약의 발생과 복약상황은 불가분의 관계에 있어, 복약상황이 나쁘면 필연적으로 남은약이 생긴다.

한편, 남은약이 발생하는 요인의 하나로는 다제투여(polypharmacy)도 있다. 의과의 점수표에서는 처방료, 처방전료와 함께 ⓐ 3종 이상의 항불안약, 수면약, ⓑ 4종 이상의 항불안약, 항정신병약의 투약, ⓒ 상기 이외로 7종류 이상의 내복약의 투약을 실시한 경우 - 에는 점수를 낮게 설정하고, 그 이외는 높게 설정하고 있다. 의사회에서는 「불합리한 제도로 제한철폐가 필요하다」는 의견이 있어, 진료수가 개정 시 논점 중의 하나가 되고 있다.

도쿄대학병원 노년병과의 조사에 따르면 복약에 의한 고령자의 유해작용 발현빈도는 약제의 종류수에 비례하고, 특히 6종 이상이 되면 빈도가 급격하게 높아지는 것을 알 수 있다(그림 3-8). 또, 고령자의 경우 복용을 잊거나 약을 남기는 일은 약의 종류수가 많을수록 많아지는 것도 알 수 있다.

일반적으로 나이가 많아질수록 간기능, 신기능이 떨어져 약의 대사나 배설이 충분히 잘 되지 않는다. 더불어 고령자는 다양한 질병을 갖고 있어, 여러 과에서 진료를 받게 됨에 따라 다제병용(多劑併用)을 하게 되는 경향이 있다. 필연적으로 복약에 의한 유해작용의 발현빈도는 높아진다(그림 3-9).

이 때문에, '고령자에 대한 적절한 의료제공에 관한 연구(후생노동과학연구비 보조금)' 에서도 고령자의 약물치료에서 다제병용(특히 6제 이상)에 수반하여 예기치 못한 상호작용이나 약물부작용보고의 위험성이 높아지기 때문에 가능한 한 다제병용은 피할 것 등을 제안한다.

2 남은약 확인을 요구하는 움직임도 활발

2012년도 조제수가 개정에서 처방전 접수 시에 「남은약을 확인할 것」이 약제복용력 관리료의 산정요건(노력의무)에 추가되었고, 2014년부터 의무화되었다. 이는 남은약 확인이 적정한 약물요법을 실시하는데, 꼭 필요한 요소로서 인식되었다는 의미로 해석된다.

2014년 1월에 후생노동성이 공표한『약국에 요구되는 기능과 본연의 모습』에도 「약학적 관리」항목에 「복용을 잊는 것, 약을 남기는 것 등에 의한 남은약을 확인할 것」이 기재되었다.

또, 2014년 4월부터 약사법 시행규칙이 개정되어, 약사가 환자집에서 처방의사의 동의를 얻어, 해당 처방전에 기재된 의약품의 수량을 줄여서 조제하

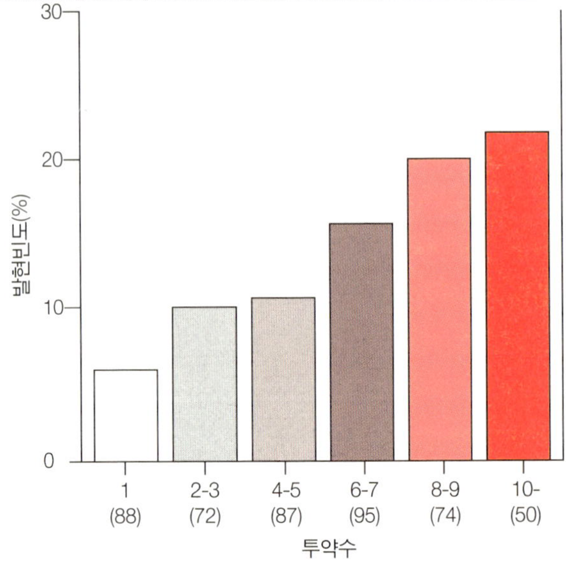

그림 3-8 **투약수와 약물유해작용 빈도**

는 업무가 인정되었다. 약사는 남은약이 있는 경우, 처방의사에게 연락하여 일수조정을 할 수 있게 되었다(표 3-27, 28).

이것은 재택방문 시에 남은약 문제에 관여하는 것에 대한 제도적 뒷받침이지만, 처방일수의 조정은 재택방문 시에만 인정된다는 의미는 아니다. 약국에서 조제할 때 남은약을 확인했다면 그 자리에서 의문조회를 실시하여 처방일수를 조정할 수 있지만, 약을 가지고 집으로 방문했는데 남은약이 있을 경우, 기존에는 일단 약국으로 되돌아가 조제를 다시 해야 하는 번거로움이 있었다. 이를 생략하기 위해서 조제실 밖에서의 조제행위를 인정한다는 취지이다.

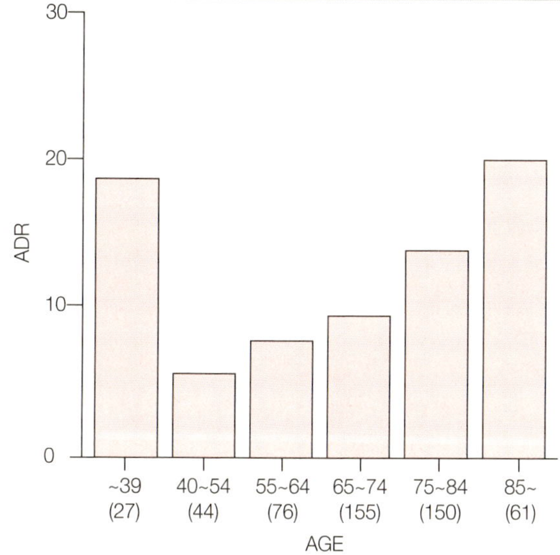

그림 3-9 약제 유해작용의 출현빈도와 나이

표 3-27 약사법(조제의 장소)

제22조 약사는 의료를 받는 사람의 주택 등(주택, 기타 후생노동성으로 정한 장소를 말한다)에서 의사 또는 치과의사가 교부한 처방전에 의해, 해당 주택 등에서 실시하는 조제업무 중 후생노동성령으로 정한 것을 하는 경우를 제외하고, 약국 이외의 장소에서 판매 또는 투약의 목적으로 조제를 해서는 안 된다. 다만, 병원 내지는 진료소 또는 사육동물 진료시설(수의료법(1992년 법률 제46호) 제2조 제2항에 규정된 진료시설을 말하며, 왕진으로만 수의사에게 사육동물의 의료업무를 시키는 자의 주소를 포함한다.)의 조제장소에서, 그 병원 내지는 진료소 또는 사육동물 진료시설에서 의료에 종사하는 의사 내지는 치과의사 또는 수의사의 처방전에 의해 조제하는 경우 및 재해, 기타 특수한 사유에 의해 약사가 약국에서 조제하는 것이 불가능할 경우, 기타 후생노동성령으로 정한 특별한 사정이 있는 경우는 이에 해당되지 않는다.

표 3-28 약사법 시행규칙(주택 등에서 실시할 수 있는 조제 업무)

제13조의 2 법 제22조에 규정된 후생노동성령에서 정한 조제 업무는 다음에 언급한 것들이다.
1 약사가 처방전 중에 의문이 있는지를 확인하는 업무 및 처방전 중에 의문이 있을 때에는 그 처방전을 교부한 의사 또는 치과의사에게 문의하고, 그 의문을 확인하는 업무
2 약사가 처방전을 교부한 의사 또는 치과의사의 동의를 얻어, 해당 처방전에 기재된 의약품의 수량을 줄여서 조제하는 업무(조제된 약제의 전부 내지는 일부가 불결해지거나 또는 변질 또는 부패할 우려가 있거나 조제된 약제에 이물이 혼입되거나 또는 부착될 우려 또는 조제된 약제가 병원미생물, 기타 질병의 원인이 되는 물질에 오염될 우려가 없는 경우에 해당된다.)

제언 15

약수첩을 활용하자

약수첩은 무엇을 위해 있는 것인지 생각해 보자.

원래, 약수첩은 누구의 것인가. 말할 것도 없이 환자의 것이다.

약수첩은 처방약이나 일반의약품, 서플리먼트 등의 복용상황, 과거의 부작용례 및 알레르기 등을 기재해 두는 것으로, 어떤 의료기관이나 약국에 가도 중복복용이나 상호작용을 예방할 수 있다. 자신이 신경 쓰이는 것이나 의료인에게 전달하고 싶은 것을 적어둠으로써, 예를 들면, 「정제가 크면 숨이 막혀 복용하기 힘들다」라고 적어두면, 복용하기 쉬운 제형으로 변경해 주는 등의 배려도 기대할 수 있다. 이밖에도 자신의 복용력이나 검사수치 등을 상시 파악할 수 있기 때문에 스스로 건강에 대한 의식이 높아진다. 약수첩을 가지고 활용했을 때의 장점은 약수첩을 갖고 있지 않는 경우보다도 현격히 많다.

약수첩의 유용성은 2011년 3월 11일에 발생한 동일본대지진 구조활동에서 가장 잘 증명되었다. 진료기록이나 약력이 쓰나미로 유실된 가운데, 약수첩이 있어서 치료를 지속할 수 있었던 사례가 보고되었다. 이 경우, 수첩이 아날로그매체였기 때문에 전력공급이나 독해장치 없이도 활용할 수 있었던 점이 크게 작용한 것 같다.

환자가 약수첩을 지참하지 않거나 평소에 갖고 있지 않으면 자기부담액은 약간 내려가지만, 그것은 돈과 안전성을 바꾸는 일이기도 하다. 안전성보다 부담액을 우선하는 선택을 한 결과, 저렴해지는 것이다. 말하자면 34점은 환자에게 불이익이 되기 때문에 낮아진 점수라고 생각해야 할 것이다.

이들을 토대로 하여 「약수첩을 가집시다」라는 내용을 전달하는 방식에도 아이디어가 필요하다. 환자의 안전성을 담보하기 위한 장치인 것을 이해시켜야 한다(표 3-29).

표 3-29 약수첩의 5가지 좋은점

1. 의료기관에 갈 때는 반드시 지참하고 갑시다.
   약의 중복이나 좋지 않는 상호작용을 미연에 방지할 수 있습니다.
   같은 약에 의한 부작용의 발현을 방지할 수 있습니다.
   사용한 약에 대한 기재가 있기 때문에 보다 안전하게 약을 사용할 수 있습니다.
2. 말하고 싶은 것이나 전달하고 싶은 것을 기록해 둡시다.
   몸상태의 변화 및 걱정되는 것, 의사나 약사에게 상담하고 싶은 것을 기록해 둡시다.
3. 일반의약품(OTC의약품, 대중약) · 건강식품도 기재하면 생각지 못한, 좋지 않은 병용 · 음식궁합을 찾게 될 수 있습니다.
4. 언제나 휴대 · 언제나 같은 장소에 보관하여 여행지에서 병이 났을 때나 재해 시 피난을 갔을 때, 구급 시 등 약수첩이 있으면 당신이 복용한 약을 정확하게 알릴 수 있습니다.
   가족에게도 당신이 약수첩을 가지고 있다는 것을 알려둡시다.
5. 한 권에 정리해 둡시다. 복용하고 있는 모든 약을「한 권에」기재하는 것이 중요합니다. 병원별 또는 약국별로 각각의 약수첩을 작성하지 않도록 합시다.

(일본약사회 홍보자료, 2011년 7월 28일)

약국의 대응으로는 끈덕지게 약수첩의 활용을 호소하는 것 이외에 없을 것이다. 대기실에 그 유용성을 알리는 게시물을 붙이고, 일단 거절한 환자에게도 단념하지 말고 필요성을 전달하는 착실한 대응이 필요하다. 실제 이 방법으로 지참률이 높아졌다고 말하는 약국은 적지 않다.

이러한 대응이「얼굴을 볼 수 있는 약사」로도 연결된다.

점수를 받기 위한 노하우는 버리자

2012년도 조제수가 개정에서, 약수첩의 교부가 약제복용력관리료의 산정요건에 포함되었기 때문에 약국 중에는 약수첩을 지참하지 않은 환자에게 스티커로 대응했던 예가 여기저기서 약간씩 보였다. 결국, 후생성의 유권해석에서 스티커를 건네는 것만으로는 산정할 수 없다」라고 하였기 때문에 스티커를 넣어주는 사례는 자취를 감췄지만, 2014년도 개정 이후 이번에는 약국이 2번 접은 4페이지 또는 2장을 겹친 8페이지짜리「간이 약수첩」을 건네는 사례가 발생하였다.

스티커도 간이 약수첩도 수첩으로서의 역할을 할 수 없기 때문에 후생성이 산정불가를 결정하였지만, 이와 같이 변함없는 점수위주의 대응이 자꾸 눈에 띈다. 약수첩은 약국을 위한 것이 아니라, 환자를 위해 있는 것이라는 지극히 당연한 사실을 깨닫지 못하는 유감스러운 행동이다.

이처럼 단순히 점수를 받기 위한 노하우는 개인 약사의 판단으로 행해진 것은 아니라고 해도, 약사의 행동이 약사의 평가로 연결된다는 것은 말할 필요도 없다. 유감스런 행동은 그만하고 환자를 위한 것이라고 자신 있게 말할 수 있는 일에 주력해야 한다.

제언 16

약력의 의미를 재확인하자

약력은 그 자리에서 기재하자

언제부터였을까. 약력부 기재를 약국문을 닫고 나서 하는 약국이 많아졌다. 문제가 된 드럭스토어형 약국의 약력 미기재 문제는 메모한 채로 며칠이나 방치해 두었다가 후일 쌓였던 약력을 기재하려고 했지만, 시간이 나지 않았거나 또는 기억도 분명치 않아서 결국, 기재를 보류한 것이 실상인 듯하다.

약력은 최대한 그 자리에서 바로 쓰도록 해야 한다. 많은 약국이 하고 있는 것같이 약국 문을 닫은 후에 정리하여 기재하면 아무래도 기억이 분명치 않거나 기재를 잊는 등의 일이 발생할 수 있다. 또한, 약국 문을 닫고 나서 하는 작업이기 때문에 귀가시간에 쫓기면 약력부를 건성으로 작성할 수 있다.

그러나 의사는 어떠한가. 신출내기 시절에는 외래를 끝내고 나서 1일치의 환자 진료기록카드를 정리하여 쓰기도 하는 것 같지만, 의사로서 경험이 쌓이면 요령을 파악하여 그 자리에서 바로 쓰게 된다고 한다. 보통, 의사의 진찰은 진료기록카드를 쓰는 것까지가 일련의 과정이다.

마찬가지로, 약사에게도 환자의 처방전 접수부터 약력을 기재하기까지가 일련의 조제업무라는 의식의 전환이 필요하지 않을까(약제교부 후의 추적조사도 있지만, 그것은 후일 대응할 일이다). 「바쁘다」라는 이유로 약력기재를 뒷전으로 하는 것은 조제업무를 완료하지 않고 「다했다」고 하는 것과 같다. 「바쁘기 때문에」라는 것은 변명에 지나지 않는다.

실제로, 환자를 대응할 때 약력용 메모를 하는 시간과 약력에 직접 기재하는 시간의 차이는 어느 정도나 될까. 사실 약력에 기재하는 시간은 2~3분 정도로, 메모를 하는 시간과 큰 차이가 있다고 생각하기는 힘들다. 약사는 기재하기 편한 약력을 고안하고, 약력을 쓰는 시간도 환자대응 시간이라고 생각하는 등 발상의 전환이 필요하다.

「시켜서 한다는 느낌」을 버리고, 환자의 안전을 위한 약력이라는 점을 어필하자.

조제 시의 선확인(대인업무)이 약제복용력 관리지도료의 산정요건이 되어 실질의무화된 것처럼 약력기재도 그 자리에서 하도록 하면 약력의 내용자체도 충실해질 것이다. 정말로 조제의 근거가 약력에 명확하게 기재될 것이다.

약제복용력 관리지도료는 1986년에 처음으로 조제수가에 등장하였다. 약력 자체는 많은 약국에서 도입하고 있지만(1984년 일본약사회: 의약분업에 관한 실태조사), 조제업무를 충실화할 목적으로 지적인 수수료(intelligent fee)를 부가한 것이다. 이는 조제수가 역사 중에서도 획기적인 사건이며, 의약분업을 진행하는데 논리적인 뒷받침이 되기도 하였다.

그러나 약력이 조제수가에 포함된 것이 오히려, 「조제수가를 얻기 위한 약력」으로 오해받게 하고 있다. 기계적으로 "처방전대로 조제"하고 있던 현장의 약사는 약력의 기재나 이를 위한 환자 상담이 업무량의 증가로 생각되고, 경영자가 시켜서 한다는 생각이 드는 것은 아닌지. 약력 미기재 문제는 정말로 이러한 생각이 밖으로 드러난 결과인 것이다.

무엇 때문에 약력이 존재하는 것인지를 잊는다면, 바로 그 존재는 유명무실화되고 단순한 점수산정을 위한 수단으로 전락한다는 것을 뜻밖에도 약력 미기재 문제가 확실히 보여주었다. 무엇 때문에 약력이 존재하는 것인지를 재인식하여, 약사가 환자를 위해서 할 수 있는 것들을 집대성한 것이 약력이라는 주장을 할 수 있게 되기 바란다.

제 언 17

잔약의 의미와 이유를 생각하자

처방단계에서 약사의 제언이 필요하지 않은가

앞에서 말한 대로, 고령자의 경우 약제가 증가하면 부작용이 증가하고 복용을 잊는 일도 많아진다.

게다가 원내처방과 원외처방의 약제종류수에서는 원외처방 쪽이 더 많아지고 있는 것으로 확인되는데, 이 상황을 어떻게 생각해야 할까.

사회의료진료 행위별 조사에 따르면 외래환자의 원내외 약제종류수 비교에서 각 연령층 모두가 원외투약 쪽의 약제종류수가 많았다(표 3-30). 또, 한 건당 약제수 평균이 10종 이상인 경우도 원외투약 쪽이 많아지고 있는 것으로 드러났다(표 3-31). 당연하지만 약제점수도 원외가 높아지고 있다.

일본은 구조적으로 처방약의 종류수가 많은 편인데, 이것이 남은약 문제를 만드는 가장 중요한 요인이 되고 있다. 하지만 이는 약사가 복약케어를 하기 이전의 문제로서, 이제 약사가 처방에 대한 적극적인 제언을 실시해야 할 시기가 온 것은 아닐까. 환자에게 약제를 교부하고 난 이후의 남은약 대응도 중요하지만, 처방을 시작하는 단계부터 안심할 수 있도록 하는 것이 바람직하다. 특히 최근에는 팀 의료를 중심으로 한 지역완결형, 지역포괄형 케어시스템이 과제가 되고 있으므로, 약사로서 고령자의 특성과 복약실태를 고려한 처방제안을 더욱 활발히 해나가기 바란다.

표 3-30 약제종류수의 원내외 비교

연령구분(세)	0~14	15~39	40~64	65~74	75~
원내	3.10	3.02	3.30	3.67	4.56
원외(조제)	3.73	3.31	3.43	3.80	4.79

표 3-31 외래의 한 건당 약제수

	1건당 약제수 평균	10종 이상의 비율	후기의료에서 10종이상
원내	3.64종류	4.5%	9.4%
원외(조제)	3.88종류	5.4%	11.3%

그 약은 정말로 필요한가

의사가 느끼는 의약분업의 장점으로는 「원내보유품목이나 재고에 상관없이 자유로운 처방설계가 가능한 것」이 있지만, 약사는 어떠한가. 약사에게는 처방체크 이외에도 환자의 처방준수(adherence) 향상, 의료비 절감 등을 해야 하는 역할도 있다. 의사의 처방권과 관련된 문제이기 때문에 건드려서는 안 된다고 생각하는 약사도 많을 것이다. 그러나 환자의 복약상황이나 증상의 변화 유무, 부작용의 발현 조짐 등을 약사의 관점에서 평가하면, 약의 양이나 종류수를 줄일 수 있다.

일반적으로 의사는 증상이 개선되지 않는 경우 별도의 약을 추가해 나가는 이른바 덧셈식으로 생각한다고 말한다. 그러나 증상이 개선되지 않는 이유는 환자의 처방준수(adherence)가 나빠서일 가능성도 있다. 이 때문에 남는약이 생기고 있음에도 불구하고, 증상이 개선되지 않는다는 생각에 또 약을 늘리는 일이 있을 수 있다. 처방의사는 자신이 처방한 약을 환자가 복용하지 않는다고는 잘 상상하지 못하는 것 같다. 따라서 약사가 상황을 확인하여 문제점을 드러내고, 해결책을 생각해야 한다(표 3-32).

표 3-32 남은약의 발생원인과 대응책

복용하지 않은(복용할 수 없었던)이유	약사의 대응
① 약이 정리되어 있지 않았기 때문에 복용하지 않았다.	남은약이나 병용약을 중복이나 상호작용, 병용금기 등에 유의하면서 정리한다.
② 무슨 약인지 모르기 때문에 복용하지 않았다.	약효를 이해할 수 있도록 설명하고, 그 이해를 돕기 위한 복약지원을 한다.
③ 약의 부작용이 두려워서 복용하지 않았다.	부작용에 대해서 공포심을 없애면서 대응책을 서로 이야기하여, 이해하고 복약할 수 있게 한다.
④ 특히 몸상태가 나쁘지 않았기 때문에 복용하지 않았다(본인 조정).	질병 및 약에 대한 상식을 다시 한 번 설명하고, 복용의의를 이해시킨다.
⑤ 정제, 캅셀 또는 산제를 복용할 수 없다.	환자별 적정한 복용형태의 선택과 의사에 대한 제안. 연하젤리, 오브라이트, 간이 현탁법 등의 도입을 제안.

'남은약이 있을 경우 다음 처방에서 조정하는 것' 만으로는 안 돼

1 조정하는 것만으로 해결되는지 확인하자

약사법 시행규칙이 개정되어, 재택방문 시에 남은약 상황을 확인했다면 처방일수를 조정하는 등의 대응을 할 수 있게 되었다. 그러나 약사는 처방일수를 조정하는데 그치지 말고, 어디까지나 「환자의 약물치료 문제를 해결한다」는 파마슈티컬 케어의 개념에 기초하여 환자의 약물치료에 관여하는 것이 중요하다. 일수조정을 해도 또 다시 같은 문제가 일어날 가능성이 있다면, 원인과 대처법을 명확히 하고 환자나 가족, 타직종과 제휴를 하면서 근본적인 해결을 할 수 있는 조치를 해야 한다. 따라서, 처방의사에게 문제해결을 위한 여러 가지 제안을 하는 것도 쉬워진다.

2 왜 복용하지 않았는지 확인해보자

남은약이 발생하는 원인은 다양하지만, 모두 약사가 관여함으로써 개선되는 것이 증명되고 있다. 약사가 관여하게 된다면 약국에서는 복약지도 철저, 재택방문 시에는 복약상황 파악이 중심이 된다.

우선은 약국창구에서 선확인을 철저히 하는 것이 선결과제일 것이다. 「선확인이 의무가 되고 있기 때문」이 아니라, 약물요법의 개별 최적화를 도모하는 일환으로서 복약상황 및 남은약 상황, 제네릭의약품의 사용의향을 확인하는 것이다. 이 경우 커뮤니케이션의 방법이 중요하다. 「복용하다 남은 약은 있습니까」라는 「예, 아니오」로 답하는 질문법에서는 환자가 안고 있는 문제점까지 파악할 수는 없다. 「무엇인가 불편한 점은 있으십니까?」나 「이밖에 무엇인가 신경 쓰이는 일은 있으십니까?」 등 환자의 대답을 유도하는 질문(열린 질문)을 하도록 유의하는 것이 중요하다.

재택방문의 경우도 마찬가지이다. 약의 종류수가 지나치게 많지는 않은지, 연하곤란이 있는지 등 복용할 수 없는 또는 복용하지 않은 원인을 찾아내어 처방의사와 연락을 하면서 정리해야 한다. 타직종에서 주는 정보도 중요하다. 간호사나 케어매니저, 헬퍼 등과 긴밀히 제휴를 함으로써 일상적인 환자의 복약상황을 파악하고, 부작용의 발현 조짐을 파악할 수 있다. 남은약 대책이라는 것은 원래 이러한 관점에서 이루어져야 한다.

6 「약사적」 견해

6년제 약학은 「사물을 통해서 인간을 보는 학문」으로의 전환

2006년부터 약학교육에 6년제가 도입되었다. 6년제 도입의 의의를 새삼스럽게 논할 것도 없지만, 이를 계기로 일본의 임상약학분야 즉, 병원약사와 약국약사의 업무내용에 대한 인식이 크게 변화한 것은 틀림없다.

6년제 과정의 약학교육모델 · 커리큘럼에서는 「약사에게 요구되는 기본적 자질」에 대하여, 10개 항목을 제시하고 있다(표 3-33).

실제 교육에서는 제1단계 커뮤니케이션의 기술이나 휴머니즘에 대한 이해 등을 배우는 교양교육, 제2단계 약이 생체 내로 들어갔을 때의 작용이나 부작용, 대사의 기전 등을 배우는 임상약학 그리고, 제3단계 장기실무실습으로 이루어져 있다(그림 3-10).

일반적으로 「약사는 성실」하지만 「융통성이 없다」라고 평가되는 경우가 많다. 이과계와 문과계라는 구분에서는 「이과계는 이치를 따져 정확함을 요구하지만, 사회성이 부족하다」 등으로 이야기되기도 한다. 그러나 이러한 생각은 반드시 통계에 기초한 과학적인 근거가 있는 것이 아니고, 「성실하다」 「따지기를 좋아한다」 「사교적이다」 등의 애매한 표현으로 구분한 경우가 대부분인 것 같다.

기질이나 성격은 개인차가 크기 때문에 획일적인 견해가 꼭 들어맞는다고 말하기는 어렵다.

학문의 세계에서는 문과계는 주로 인간의 활동을 연구 대상으로 하는 학문계통이며, 이과계는 주로 자연계를 연구대상으로 하는 학문계통이다. 약학은 확실히 이과계의 학문이지만, 그렇다고 해도 약사는 모름지기 따지기를 좋아해서는 안 된다.

표 3-33 **약사에게 요구하는 기본적 자질**

①약사로서의 마음가짐
②환자 · 주민 중심의 관점
③커뮤니케이션 능력
④팀 의료에 대한 참여
⑤기본적인 과학 능력
⑥약물요법의 실천적 능력
⑦지역의 보건 · 의료의 실천적 능력
⑧연구능력
⑨자기연마
⑩교육능력

약학을 배우기 위한 기초(1~2년차)
기초과목 논리와 책임 조기체험학습

↓

약학의 전문성(주로 2~3년차)
화학계 약학 · 물리계약학 생물계약학 사람과 질병 건강과 환경 의약품 만들기

↓

실무를 배우기 위한 기초(주로 2~3년차)
모의훈련 소그룹토론 문제해결형 수업

↓

사전학습과 실무실습(주로 4~5년차)
사전학습 공용시험 병원실습 · 약국실습

↓

졸업연구(5년차~6년차)
국가시험(6년차 3월)

그림 3-10 **약대 6년제의 교육 과정**

1 의료약학이 요구하는 것

예전에는 「사람과 어울리는 것이 서툴다」 「커뮤니케이션을 잘 하지 못하기 때문에」 등의 동기로 의대가 아닌 약대를 지원하는 사람도 있었던 것이 사실이다. 이는 약학이 연구실에서 물질을 상대로 하는 이미지가 강했던 시대의 영향이 남아 있었기 때문인 것 같다.

약학교육 6년제로의 이행은 진정 이러한 「사물을 대상으로 한 학문」에서 「사물을 통해서 인간을 보는 학문」으로 전환하는 것이다.

사실, 약학교육 모델 · 코어커리큘럼(개정판)에는 「약사로서 요구되는 기본적인 자질」에 약사의 사명, 약사에게 요구되는 윤리관, 신뢰관계의 구축, 다직종과 제휴 협동 및 팀 의료, 자기연마와 차세대를 담당하는 인재의 육성(이하 「기본적 사항」), 사람과 사회에 관여하는 약사, 약사와 의약품 등에 관계된 법규범, 사회보장제도와 의료경제, 지역에서의 약국과 약사(이하 「약학과 사회」) - 등, 정말로 문과적 요소가 많은 의료약학이 중점적으로 포함되어 있다. 약학이 사람에 대한 응용을 목적으로 하는 학문인 것을 알 수 있게 해주는 내용들이다.

2 의사와는 다른 사고체계로 가져

약사는 이과계의 대표적인 직종이지만, 같은 의료인이라도 의사와는 다른 사고체계를 가지고 있다. 약물치료에서도 증상이 개선되지 않을 때, 「의사는 플러스로 생각하고 약사는 마이너스로 생각한다」라고 흔히 말한다. 다분히 의사는 「이 환자에게 처방약이 효과가 있을지」에 관심을 나타내고, 약사는 약을 동태적으로 봄으로써 「앞으로 일어날 수 있는 부작용을 예견하여 미연에 방지하거나 피해를 최소한으로 억제할 수 있는지」를 생각하게 된다. 이것이 약사가 약사인 이유이며, 약사의 저력이라고 말해도 좋을 것이다.

수가 개정은 정책의도를 읽어내는 것이 중요하다

다만, 약사적 사고 중에서 「나무를 보고 숲을 보지 못하는」발상을 가끔 보이는 일이 있다.

일상업무에는 정통하지만, 사회의 작용 특히, 사회보장제도 및 의료보험제도의 트렌드를 전혀 모르는 약사도 적지 않다. 같은 의료직이라도 간호사는 자비로 간호관련 잡지를 구독하며 공부하는 비율이 높은 것을 보면, 「바쁘다」는 이유만으로는 설득력이 떨어진다.

1 점수를 받는 것이 일이라는 발상

조제수가 개정 시에 흔히 볼 수 있는 일이지만, 설명회에 참가하는 이유가 「어떻게 하면 산정요건을 만족할 수 있을지」에 대해서 알고 싶기 때문이라고 하는 약사도 많다. 2014년도 조제수가개정에서 「약수첩 없음」의 경우 약제복용력 관리지도료가 34점으로 설정되었는데, 그때 설명회에서는 「약수첩을 지참하지 않은 환자에게(「약수첩 있음」의)41점을 산정하기 위해서는 어떻게 하면 좋은가」라는 질문이 많았다. 앞에서도 언급하였듯이, 그 이전에는 조제내용을 인쇄하여 약수첩에 붙이는 스티커를 약사 마음대로 약봉투에 넣어 환자에게 건넸지만,스티커를 건네는 것만으로는 산정이 불가하다는 후생노동성의 결정이 있었다. 결국, 「매번 약수첩을 건네는 것은 OK」라는 후생노동성의 답변이 있었기 때문에 매번 수첩가격을 부담하더라도 수입은 플러스가 된다고 받아들인 약국도 많다고 들었다.

또, 같은 2014년도 조제수가 개정에서 약제복용력 관리지도료의 산정요건에 「환자정보 등을 조제에 착수하기 전에 확인하는」이른바 선확인이 의무화되었지만, 수첩과 다르게 선확인을 했는지는 제3자가 파악하기 힘들기 때문에 변함없이 처방전을 접수하고 아무런 확인도 하지 않은 채로 조제를 시작한 약국이 적지 않다.

약수첩도 선확인도 「점수가 되는지」에만 비중을 두고 있다. 2015년 2월에 연이어 드러난 체인 드럭스토어의 약력 미기재 문제. 조제수가를 받기 위해서 필요한, 그러나 시간이 걸리는 약력기재를 뒷전으로 미룬 것인지는 모르겠지만, 기입하지 않은 상태로 보험청구까지 한 사건이다. 언어도단으로 논할 가치도 없지만, 이것도 「점수 위주」가 초래한 결과이다.

2 산정요건에는 「어떻게 해서」만이 아닌 「왜」가 있다.

조제수가 등 공적인 분야에서 제도를 바꿀 때에는 어느 방향으로 유도하고 싶다는 정책의도와 현장의 실정을 반영하려는 의도 등 양면성이 있다. 이를 읽어내지 못하고, 「점수 위주」로 업무를 생각하는 것은 본말이 전도된 것이다.

2014년도 개정의 제도적 의도는, 약수첩과 선확인을 통해서 「조제업무를 가시화」하는 것이다. 왜 약수첩을 사용하고, 왜 선확인을 하는지 약사가 이해하고, 환자도 이해시키자. 이것으로 의약분업의 큰 뜻을 이해할 수 있게 된다. 약국의 조제업무를 환자가 바르게 이해하고 환자가 지지해 주는 의약분업이라면 분업비판론을 두려워할 필요는 없을 것이다.

어떤 한 사건을 볼 때, 한쪽 방향에서가 아닌 다른 방향에서도 보고 종합적으로 판단해야 한다고 말한다. 이것은 약사만이 아닌 일반적으로 통용되는 이야기인데, 원래 조제업무가 밀리그람 단위로 업무를 하는 탓인지, 약사는 전체를 파악하는 것을 힘들어 하는 경향이 있는 것 같다. 관리직 등 매니지먼트가 요구되는 경우에는 전체와 부분을 종합적으로 파악하여 전체 최적의 방향으로 이끌어가는 능력이 필요하다. 현미경으로 보는 눈(Micro)과 망원경으로 보는 눈(macro) 두 가지의 자질을 몸에 익힐 수 있다면 약사로서 대단한 자신감을 갖게 될 것이다.

면허에 안주하는 약사 –수요 많은 시장이 조장?

현재는 약국도 드럭스토어도 약사부족으로 고민하고 있다. 약사국가시험의 합격률은 오랫동안 8,000명 규모로 추이하고 있다. 6년제 도입 이후 첫 졸업자가 등장한 2012년에는 8,600명, 2013년 8,900명으로 이어지다가, 2014년에는 합격률이 60.84%로 대폭 떨어져 합격자도 7,321명에 그친 것이 구인측의 채용환경을 악화시켰다. 2015년에는 합격률이 63.17%로 약간 상승하고 수험자수도 증가하여 합격자수는 9,044명으로 증가하였다. 이것이 채용환경에 어떤 영향을 줄지 주목된다(표 3-34).

1 국가시험 합격률 대폭 하락

약학교육 6년제를 겨냥하여, 2004년경부터 약과대 · 약학부의 신설이 이어졌다. 이 때문에 학생정원이 증가하여 국가시험 합격자가 1만명을 넘지 않을까라는 예상도 있었다. 그러나 2014년 국시의 출제경향이 「생각하는 능력」 「의료현장에서의 실천력」에 중점을 두고 문제해결 능력 및 임상 능력을 묻는 경향으로 바뀌면서 합격률이 대폭 하락하였다.

약학대 난립으로 학생의 질이 떨어진 것이 합격률에 영향을 주었다는 의견도 부정할 수는 없다. 이 때문에 신설학교를 중심으로 정원축소에 나서는 대학이 증가하였는데, 이러한 경향은 2008년부터 시작되어 2014년에도 이어졌다. 그럼에도 정원충족률이 0.7배에 불과한 약과대 · 약학부도 있어 문부과학성이 지도에 나서는 사태가 벌어졌다. 필자의 계산에 따르면 국시에 합격하지 못한 6년제 졸업자는 2012년부터 2014년까지 3년간 1만3,000명에 달할 것으로 보인다. 약과대학의 정원을 상회하는 국시 재수생이 존재한다.

표 3-34 **약사국가시험 합격자수**

	수험자수(명)	합격자수(명)	합격률(%)
제94회(2009년)	15,189	11,301	74.40
제95회(2010년)	6,720	3,787	56.35
제96회(2011년)	3,274	1,455	44.44
제97회(2012년)	9,785	8,641	88.31
제98회(2013년)	11,288	8,929	79.10
제99회(2014년)	12,019	7,312	60.84
제100회(2015년)	14,316	9,044	63.17

2 병원약사 채용 증가도 약사확보난에 영향

추가로 2012년도 진료수가 개정에서 병원약사의 병동업무와 관련, 「병동약사 업무 실시 가산」(주1회 100점)이 신설됨으로써, 병원의 약사채용이 대폭 증가하여 결과적으로 약국 등의 약사확보난이 가중되었다.

이러한 상황에서, 약국 · 드럭스토어의 약사채용은 고전을 면치 못하고 있다. 이 때문에 신규 개설이나 재택업무 진출에도 어려움이 있는 한편, 약사확보난이나 환경악화를 이유로 약국을 매각하는 움직임마저 시작되고 있다.

약국은 약사확보에 기를 쓰고 있는데, 핵심이 되는 졸업한 약사는 어떠한가. 약국경영자는 「약사가 그만두면 곤란하다」라는 생각 때문에 업무내용에 불만이 있어도 강하게 말하지 못한다. 약사는 「어디를 가도 일할 수 있다」라는 생각을 하고 있는 것은 아닌가. 파트약사의 시급은 2,000엔대. 그중에는 3,000엔 가까이를 제시하는 약국도 있다. 일반적인 파트시급은 1,000엔을 못 미쳐 800~900엔대인 것과 비교하면, 국가자격보유자라는 것을 감안하더라도 단연코 높은 편이다. 정말로 수요가 많은 시장이기는 하다.

미래에 위기감을 갖는 약학생이 변혁의 원동력

1 좋은 대우를 찾는 전직자들

수급의 불균형은 약사의 의식에 어떻게 작용하고 있는 것일까.

약사를 소개하는 일을 하는 기업의 담당자는 「약사의 전직 동기로는 대우가 가장 많다」고 말한다. 보다 높은 급여를 요구하며 전직을 희망하는 약사가 많다는 것이다. 그래도 고액의 급여를 주지 않을 수 없는 것은 약국운영에 「약사면허」가 필요하기 때문이다. 급여에 상응하는 만큼의 업무를 요구한다기보다도 어쨌든 면허가 있으면 된다는 것이다.

이러한 상황에서는 약국경영자가 근무약사의 얼굴색을 살피게 되고, 재택업무나 지역주민의 건강관리 등 「바쁜 업무」나 「여분의 업무」를 시키는 것을 주저하게 된다. 물론 모든 약사가 대우만으로 전직하는 것은 아니다. 약사로서의 보람을 찾고 스킬업을 위해서 전직하는 약사도 적지 않다.

2 약사 직능을 진지하게 생각하는 약학생

스킬업을 생각하는 전직자 중에는 6년제 약사가 많은 것 같다. 또 현재 약대생들도 이러한 의식이 강하다고 한다. 분업비판론, 조제수가 억제 등 약국약사를 둘러싼 환경이 어려워지고 있어, 「약사로서 미래에 대한 위기감을 갖고 있기 때문」이라고 한다(약학대 관계자).

약사로서 약국을 선택하는 기준도 변화하고 있다. 예전에는 「유명기업」 「대우」 「도시」 등을 기준으로 삼는 경향이 강했지만, 최근에는 「약사로서 성장할 수 있는가」를 기준으로 삼는 경향이 강해지고 있다. 약국에서 실시하는 장기실무실습을 통해 일반의약품 공급 등의 셀프메디케이션, 재택업무를 배우면서 「약국에 대한 관점이 바뀌었다」라는 약학생도 많다. 젊은 세대에게 약사의 직능을 진지하게 생각하는 경향이 생긴 것은 매우 기쁜 일이다. 현역 세대도 자극을 받아 약사 전체가 변화해 나갔으면 좋겠다.

제너럴 리스트로서의 스킬업이 필요

미래에 「약사 과잉시대」가 올 것이라는 것은 여러 각도에서 논의되고 있다. 2010~2012년에 걸쳐서 실시된 후생노동 과학연구 「약사 수급 동향 예측에 관한 연구」 (연구대표자: 모찌즈키 마사타케)에서는 「현시점에는 지역편중이 있을 수는 있지만, 약사의 과부족이 즉각적인 문제가 된다고는 생각하기 힘들다. 10년 단위로 생각하면, 향후 약사가 과잉될 것이라는 예측은 부정할 수 없다」라는 총괄연구보고서를 정리하였다.

구체적으로 병원, 제약기업의 수요가 거의 변동없이 유지되고, 약국 · 드럭스토어의 수요는 약간 증가한다는 설정 하에, 2010년 기준 약 6만명이 공급과잉이며, 2035년에는 약 7만4,000명으로 공급과잉 상태가 확대될 것으로 예측하였다(그림 3-11).

또, 2007년의 「약사 수급 미래 동향에 관한 검토회 보고」에서는 2005년 시점에 8만3,000명이 공급과잉 상태이며, 2028년에는 15만명이 과잉된다고 하였다.

보고서의 제출시점과 오늘날의 상황은 전제가 되는 의약분업률, 국시합격률, 체인 약국이나 드럭스토어의 출점 상황 등이 크게 변화하고 있기 때문에 예측숫자가 반드시 맞아 떨어지지는 않는다.

하지만, 체인 약국의 출점이 당분간 지속되고 드럭스토어의 조제도입이 증가한다고 가정하는 경우에도 의약분업률 자체가 한계에 가까운 것, 미래에 테크니션제도가 도입되는 것 등을 예상하면, 조제업무와 관련한 약사 수요는 그다지 증가하지 않을 것으로 보인다.

오히려 약사 수요가 증가하는 요인은 재택업무나 지역주민의 건강관리 분야로 이동한다고 보아야 할 것이다. 덧붙여 말하면 “조제중심”의 약국은 재택업무로 특화하는 등의 방법은 있지만, 재편도태의 물결에 휩쓸릴 것으로 예상된다. 약국은 이미 포화상태에 있고 체인점의 확대도 신규출점보다는 M&A로 비중이 옮겨갈 것이다.

이 같은 동향을 감안하면 약국은 조제일변도가 아닌 고도약물요법부터 일상의 건강관리를 도와주는 제너럴리스트 (generalist)로서의 스킬이 요구된다. 이런 점에서도 "면허 의존형" 약사의 미래는 어둡다고 말할 수 있다.

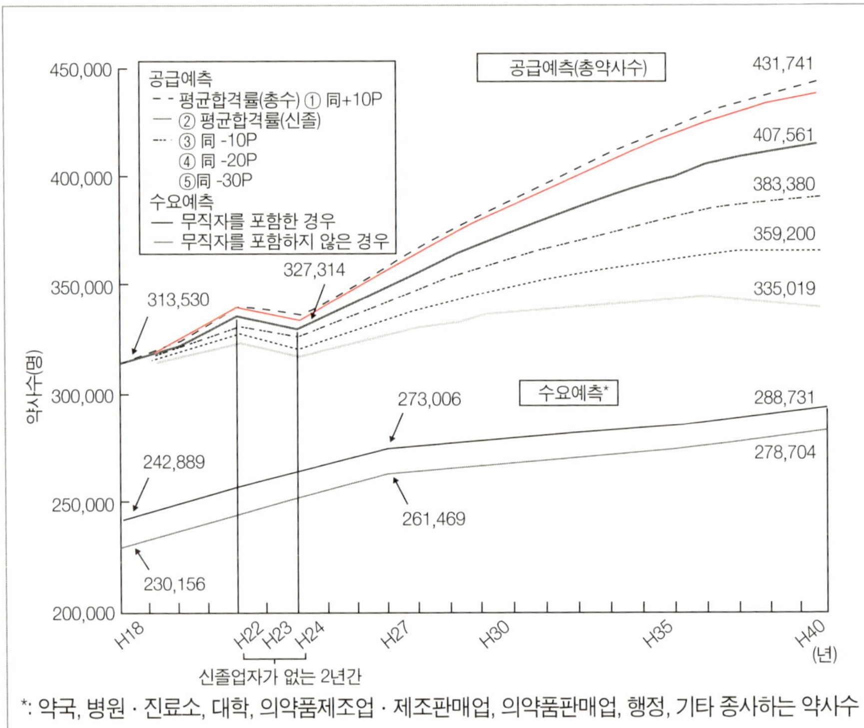

그림 3-11 **약사수급에 관한 대략적 추산**

제언 18

약학교육 6년제의 의미를 재확인하자

6년제 약사를 좋은 자극제로 생각하자

6년제의 새내기약사가 사회에 등장한지 3년이 경과하였다. 약대생이나 새내기약사의 의식은 변화하였을까.

한 약학대학의 교수는 「약대생들은 6년제가 의료인의 육성을 목적으로 한 것임을 잘 이해하고 있고, 저학년 때부터『미래에 의료인이 되는 것』을 자각하고 있는 것 같다」고 말한다.

이는 6년 동안 임상약학을 배우기 때문만이 아니라, 약사를 둘러싼 환경변화에 대해서 상당한 위기의식을 갖고 있기 때문이다. 「향후, 약국은 어떻게 될까. 약사는 필요할까」라는 위기감이 강하다.

한편, 4년제를 졸업한 약사는 어떠한가. 대학에서 임상약학을 배울 기회가 적었고, 실무실습도 견학위주였기 때문에 학생시절에 임상의식을 몸에 익힐 기회가 없었던 등의 사정은 있다. 그러나 이미 현장에 적을 두고 실제로 훈련을 하고 있다.

현장에서 몸으로 익힌 4년제 졸업 약사가 6년제 새내기약사에게 뒤떨어진다고는 생각되지 않는다. 자신감을 갖고 업무를 수행하며, 6년제를 졸업한 약사의 등장을 좋은 의미의 자극제로 생각하고 분발하면 되는 것이다.

수요가 많다는 의식에서 벗어나야

다만, 현재 약국에서 중심적인 역할을 하는 약사는 보험조제가 크게 확산된 2000년 이전에 취직한 경우가 많다. 자연히 많아진 처방전 매수에 대응해야 했기 때문에 약사수요가 많은 시장에서 일을 해왔다. 현재도 수요가 많은 시장인 것에는 변함이 없지만, 약사의 미래를 생각했을 때 위기의식이 결여된 것이 걱정된다.

앞에서 말한 대로 4년제 약사에게 전직이유를 물으면 「대우, 급여면의 동기가 가장 컸다」라는 대답이 가장 많이 돌아온다. 반대로 6년제를 졸업한 약사의 경우는 「약사로서의 스킬업을 기대할 수 있는 곳」을 선택하는 경향이 강하다. 물론 대우나 유명기업을 선택하는 경우도 있지만, 스킬업을 이유로 선택한 사람이 증가한 것만으로도 의식변화를 엿볼 수 있다.

고령사회의 진행, 재정압박 등의 구조적 요인에 의해 의료제공체제의 재편, 지역포괄케어시스템의 구축 등 의료를 둘러싼 환경은 크게 변화하고 있다. 약국약사에 대한 사회의 요구도 크게 변화하고 있는 중으로, 차세대에 필요한 약국약사가 되기 위해서는 스킬업이 필요하다. 「조제밖에 안 됩니다」라는 약국이나 약사는 도태되어 갈 것이 틀림없다.

지금까지 약국경영자가 요구해온 약사상과 앞으로의 의료가 요구하는 약사상의 간극을 냉정하게 주시하며, 새로운 시대가 요구하는 약국약사의 사회공헌이란 무엇인가를 염두에 두고 일상업무에 활용하기 바란다.

제 언 19

건강 장수사회와 약국 · 약사의 역할을 생각하자

건강정보제공 거점의 의미를 이해하자.

후생노동성이 추진하는 「약국을 활용한 건강정보제공 거점」사업이 2014년도부터 시작되었다.

이 사업은 2013년 6월 내각결정된 일본진흥전략에서 「약국을 지역에 밀착한 건강정보의 거점으로 삼는다. 그리고 일반용의약품 등의 적정한 사용에 관한 조언이나 건강에 관한 상담, 정보제공을 실시하는 등 셀프메디케이션 추진을 위해서 약국 · 약사의 활용을 촉진한다」라고 기재한 사항을 추진하는 것이다.

건강문제와 관련하여 약국을 첫 번째 대응처로 활용하려고 하는 움직임은 건강일본21에서도 엿볼 수 있다. 건강일본21(제2차)에서는 「건강을 지원하고, 지키기 위한 사회환경을 정비하기 위해서, 지역주민이 가깝고 편하게 전문적인 지원 · 상담을 받을 수 있는 민간단체의 활동거점을 증가시킬 것」을 목표로 하였고, 그 예로서 약국을 거론하기도 하였다.

이는 약국을 일상의 건강지원부터 약물치료, *종말기의료(終末期醫療)까지 정말로 탄생부터 죽음에 이르기까지 폭넓은 헬스케어니즈에 대응할 수 있는 존재로서 기대하는 것이며, 약국약사는 그 기대에 부응할 책임이 있다.

현재, 약사회는 자치단체와 협동하여 다양한 대응을 하고 있는데, 이러한 활동을 통해서 모델사례를 다수 축적하여 머지않아 각 약국의 대응에 보편화할 것으로 보인다. 그 결과, 모델사업은 약국이 자기변혁을 하는 기회가 될 수 있다. 모델사업에 참가하지 않는 약국이라도 사업례를 참고하여 자신의 약국에서 할 수 있는 대응을 도입하거나 또는 차세대 약국상을 목표로 대담한 투자를 하는 등의 자세가 바람직하다.

문제는 이러한 국가의 기대에 약국이 부응할 수 있는가이다. 약국업계는 대체로 방관자적 대응으로 일관하다가 목표가 서는 시점에서야 일에 착수하는 풍조가 있다. 그러나 건강정보 거점사업은 보송선단방식(특정산업에서 가장 힘이 없는 기업이 낙오하지 않도록 감독관청이 그 산업 전체를 관리하면서 수익과 경쟁력을 확보하는 일본 행정 수법 중 하나)이 통하지 않는다. 이미 과잉상태에 빠진 약국 전체를 끌어올릴 여력은 남아있지 않다. 진정 지역주민의 헬스케어 니즈에 공헌할 의사와 실천력을 동반한 약국만이 사회로부터 선택받게 될 것이다.

*종말기의료(終末期醫療) : 질병이나 사고 등으로 회복될 가망이 없는 환자에 대한 막바지 의료. 일본 후생노동성이 '인생 최종단계에서의 의료'로 용어 변경함.

차세대에 필요한 약사의 스킬을 파악하자

차세대에 필요한 약사의 스킬에는 어떠한 것들이 있는가. 크게 3가지가 있다. 첫 번째로는 의료인의 마인드를 가진 약사. 두 번째는 제너럴리스트 약사. 세 번째는 스페셜리스트 약사이다. 일반의약품을 경시하는 고전적 약사는 논외의 존재이다.

1 의료인의 마인드를 키울 수 있는 환경인가

의료인으로서의 마인드는 자질이 중요하다. 단순히 화학이 좋아서 이과쪽을 잘해서라는 학력만으로는 의료인으로서의 마인드를 측정할 수 없다. 다만, 입학 시에 이러한 마인드는 고려되지 않기 때문에, 입학 후의 교육이 중요하다. 약학교육모델 · 코어커리큘럼에서는 의료인인 「약사로서 요구되는 기본적인 자질」을 교육목표 최상위에 올려놓았다. 그리고 10개 항목의 기본적 자질(표 3-33 참조)을 몸에 익히기 위해서 배워야 할 학습영역을 7개 대항목으로 정리하였다(표 3-35).

다만, 약사국시에도 마인드의 유무를 분별하는 장치는 없다. 기초학력이나 임상현장에서의 응용능력을 묻고 있지만, 이것만으로는 약사로서 적합한지 분별하기에 부족하다. 최종적으로 임상현장에서 환자와 마주하는 가운데 자연스럽게 양성되어 갈 것으로, 이러한 환경이나 체제가 정비되어 있지 않은 약국은 오히려 약사가 멀리하게 될 것이 틀림없다.

표 3-35 **배워야 하는 학습영역**

A. 기본사항
B. 약학과 사회
C. 약학기초
D. 위생약학
E. 의료약학
F. 약학임상
G. 약학연구

표 3-36 **주요 전문약사 제도 등**

전문약사제도	인정조직
암전문약사	일본의료약학회
감염제어전문약사	일본병원약사회
정신과전문약사	일본병원약사회
임신 · 수유부전문약사	일본병원약사회
HIV감염증전문약사	일본병원약사회
(금연)인정전문지도자	NPO법인 일본금연학회
영양지원(NST)전문약사	일본정맥경장영양학회

2 지역에 필요한 제너럴리스트

건강한 사람에 대한 식사 · 운동 · 휴양 등의 조언부터 고도의료까지 대응할 수 있는 통합 약사, 즉 제너럴리스트야말로 향후 가장 필요한 약사상인 것은 분명하다. 의료용부터 일반용에 이르는 의약품이나 서플리먼트 등에 관한 폭넓은 지식, 환자나 타직종과의 커뮤니케이션 능력 나아가서는 약국 안에서의 매니지먼트 능력, 교육 능력 등. 약국에 틀어박혀 있는 것이 아니라 자진하여 약국 밖으로 나와 사람들과 사귀고, 경제나 사회가 돌아가는 것에도 관심을 기울이는 인재야말로 가장 요구되는 약사상이다.

3 인정제도 등을 활용한 생애학습의 의무화를

특정 영역의 약물요법이나 요양에 대한 조언을 할 수 있는 전문약사로는 암전문약사(일본의료학회), 감염제어전문약사(일본병원약사회), 정신과전문약사(일본병원약사회), 임부 · 수유부전문약사(일본병원약사회), HIV감염증전문약사(일본병원약사회), 인정전문지도자(NPO법인일본금연학회), 영양지원전문약사(일본정맥경장영양학회) 등이 있다.

또 *인정(認定)약사 및 어드바이저의 명칭을 사용하는 단체도 있다. 인정약사는 전문약사가 되기 전인 중간 자격으로 자리매김한 것들이 많은 것 같다.

약국약사와 관계된 분야로는 1차치료(primary care)인정약사 (primary care 연합학회), 한방약 · 생약인정약사(일본약사연수센터와 일본생약학회가 공동 인정), 인정스포츠 파마시스트(일본도핑방지기구), 서플리먼트 어드바이저(일본서플리먼트 어드바이저 인정기구), 일본당뇨병요양지도사(일본당뇨병요양지도사 인정기구) 및 약국약사에게 문호를 열고 있는 도도부현 레벨의 지역 당뇨병 요양지도사제도 등이 있으며, 자격취득자가 증가하고 있다(표 3-37).

전문성을 표방하기 위해서는 객관적인 인정이 필요한데, 현재 「전문약사제도」는 국가가 인정하는 것도 아니고 또, 통일된 기관에서 공인한 것도 아니다. 그러나 약국에 전문분야에 정통한 약사가 존재하는 것은 지역주민에게 어필할 수 있는 좋은 재료가 된다. 약사의 자기발전을 위해서도 전문약사, 약국인정약사에 도전하기 바란다. 또, 약국경영자는 이러한 약사를 지원하는 체제를 만들어주었으면 한다.

*인정약사제도: 일본병원약사회와 의료약사회 등이 진행하는 약사의 평생교육프로그램을 제공하여 인정약사를 배출하는 제도

표 3-37 주요 인정약사제도

인정제도	인정조직
인정실무실습지도약사	일본약사연수센터
암약물요법인정약사	일본병원약사회
한방약 · 생약인정약사	일본약사연수센터와 일본생약학회
완화약물요법인정약사	일본완화의료약학회
1차치료인정약사	일본프라이머리케어연합학회
인정지도자(인정지도약사)	일본금연학회
재택요양지원약사	재택요양지원 약국연구회
스포츠파마시스트	일본도핑방지기구
구급인정약사	일본임상구급의학회
항균화학요법인정약사	일본화학요법학회
일본당뇨병요양지도사*	일본당뇨병요양지도사 인정기구

* 간호사, 관리영양사, 병원약사, 임상검사기사, 이학요법사가 수험할 수 있다.

제언 20

진정한 의약분업의 완성을 목표하자

약력 미기재 문제로 부상한 조제업무에 대한 불신을 제거하자

2015년 2월에 발각된 대형 체인 드럭스토어 자회사 후쿠타로의「약력 미기재」문제는 보험조제에 대한 불신을 조장하였다. 그런데 약력 미기재는 다른 드럭스토어 및 체인 조제약국에서도 발각되어,「조제업무의 구조적인 문제」(업계관계자)라는 견해를 뜻밖에도 뒷받침하는 결과를 낳았다.

지금까지의 분업비판론은 조제의료비나 의약분업의 비용 대 효과 등 제도적인 사항에 관한 문제제기가 중심이었지만, 약력 미기재 문제는 조제현장에서 이루어지는 약사의 대응에도 문제가 있다는 것이 드러난 결과가 되었다.

국민건강보험의 재정기반 안정화 등을 목적으로 2015년 4월부터 2018년에 걸쳐서 실시되는 의료보험제도 개혁에는 환자에 대한 급여제한 및 부담증가가 포함되었다. 이런 상황에서 불상사가 발각된 것은 의료에 대한 사회의 불신을 조장하는 결과가 될 수 있다. 특히 조제에 대해서는 따가운 시선이 향할 뿐만 아니라 의약분업제도 그 자체에 대한 회의적인 견해로도 발전할 수 있는 중대한 문제이다.

의약분업이란 무엇인지 원점으로 되돌아가는 것이 중요

일련의 분업비판론 , 약력 미기재 문제 나아가 약국의 좋은 입지 선점을 위한 땅따먹기 전쟁 등 조제와 관련한 여러 가지 상황은 의약분업이 성숙하지 못하다는 것을 말해준다.

2013년도 실적을 보면, 처방전 매수(7억6,300만장), 금액(6조6,570억엔), 의약분업률(67%), 2012년도 국민의료비에 차지하는 구성비(17.2%) 등 숫자상으로는 모두 의약분업제도가 보험의료제도 속에 완전히 정착한 것처럼 보인다. 그러나 그 숫자만큼 내용은 따라주지 않는다고 판단할 수밖에 없다. 실속 없이 키만 큰 것이다.

「대형 약국은 보험조제를 기업 규모의 확대 · 수익성으로 간주하고, 현장에서는 기계적으로 업무를 수행한다. 여기에 요구되는 것은 숫자이며, 의료의 질은 아니다」라고 보는 견해는 피상적일지 모른다. 또, 대부분의 약국약사가 조제업무에 적극적으로 임하고 있는 것을 부정하는 것은 아니다. 하지만, 「일부 양심 없는 사람의 사례이며, 한 가지를 보면 열을 안다는 식으로 취급하는 것은 실례이다」라고 딱 잘라 말할 수 있을까.

의약분업이란 무엇인가. 약국의 약사가 의료기관과는 독립된 시설에서 조제를 하는 의미는 무엇인가. 중요한 점은 「의약분업은 의료이며, 비즈니스가 아니다」라는 것이다. 그런 고로 약사에게는 조제권이 부여되고, 약국은 의료 제공시설로서 규정된 것이다. 비즈니스라면 의료법이나 약사법으로 규정할 필요는 없다.

이 때 모든 약국약사 나아가 약국개설자도 원점으로 돌아가서 적극적으로 업무를 재검토해야 한다.

의약분업의 목적은 「약물치료와 관련하여 약사가 환자의 QOL 향상에 책임을 지는 것」이며, 단순히 원내조제를 대행하는 것이 아니다. 약물치료를 책임진다는 관점에서 보면, 일반의약품을 포함한 모든 의약품의 판매와 그 사용에 관하여 책임지는 것도 포함되며, 환자의 상태에 따라서 적절한 트리아지(triage치료 우선 선별)를 하는 것도 포함된다고 해석된다.

현재의 조제업무를 재검토하자

의약분업의 완성을 위해서 수행해야 할 과제는 많지만, 그 이전에 현재의 조제업무를 재검토하는 것부터 시작해야 할 것이다. 처방전 접수부터 약제교부까지의 순서에 잘못은 없는지, 환자에 대한 복약케어는 충분히 잘하고 있는지 등을 검증하는 것이다.

먼저, 우선해야 하는 것은 환자의 QOL 향상으로, 이것을 실현하기 위한 안전대책, 환자가 납득하고 약물치료에 몰두할 수 있도록 하는 복약케어이다(표 3-38). 이때 주의해야 하는 점은 조제업무의 목표와 목표에 이르는 방법을 혼동하지 않는 것이다.

「인원이 부족하다」「대기시간이 증가한다」 등 개선이 어려운 이유를 들자면 끝도 없다. 그렇다고 해서 문제를 뒤로 미루는 것은 아무런 해결을 창출하지 못한다. 또 같은 문제가 발생할 가능성이 있고, 조제업무에 대한 불신은 계속 해소되지 않는다. 「여러 가지 문제가 있어 불가능하다」가 아니라 「가능하도록 하기 위해서는 어떻게 해야 하는가」를 생각해야 한다. 이것이 불가능하다면 「처방전을 받을 자격이 없다」고 단언할 수밖에 없다.

표 3-38 의약분업에서 약사가 관여하는 것의 장점

약사의 관여	그 효과
의문조회	· 부작용 발현을 미연에 방지 · 의료비 절감
환자정보수집(선확인)	· 약물치료의 안전 확보 · 환자의 이해와 납득
적절한 복약케어	· 처방준수 향상을 통한 치료 효과 · 약에 대한 지식향상으로 적정 사용 유도
모니터링 관찰과 약학적 판단	· 처방제안을 통한 치료 효과와 부작용 발현 방지 · 의사의 업무 경감
복용상황 파악	· 남은약 정리를 통한 약제비 절감 · 약에 대한 지식 향상 · 감약(減藥), 제형변경 등에 의한 복약개선
제네릭의약품 사용촉진	· 의료비 절감 · 환자부담 경감
팀 의료에 참여	· 환자의 개별최적화 실현 · 타직종의 업무경감

1 처방전은 우선 약사가 받아서 확인한다

업무 재검토 시에 필요한 것은 무엇인가.

조제업무의 목표를 달성하기 위해서 꼭 필요한 요소로는 「처방전은 약사가 받는 것」이다. 약사 이외의 사무직이 받아서 이를 복사하여 조제실에 있는 약사에게 건네는 순서가 되면, 조제(調製)작업이 먼저 시작된다. 약사가 처방전을 받아, 과거의 이력과 환자의 상황을 확인한 후 조제에 들어가도록 하면 대물업무 이전에 대인업무를 할 수 있다.

「선확인」의 원칙은 약제복용력 지도관리료의 산정요건이나 「보험약국 및 보험약사요양담당규칙」에도 규정되어 있지만, 제도를 운운하기 이전에 조제업무의 목표달성을 위해서 빼놓을 수 없는 요건이다.

2 약력은 환자대응 시에 기재한다

다음은 처방전을 약사가 접수하고, 처방전검사, 약력조회, 환자정보수집 등 일련의 작업을 한 후, 「즉시 약력에 기재하는」것이다. 메모했다가 약국문을 닫은 후 정리하여 기재하면, 기억이 확실하지 않거나 판독이 어려워서 약력이 허술해질 수 있지만, 바로 하면 그렇지 않다. 또, 무엇보다도 해당 환자가 지참한 처방전에 기초하여 약사가 조제를 실시했다는 이유도 확실해진다.

이밖에도 의문조회의 방식, 약품선반의 배치, 피킹방법의 모색, 조제검사, 복약지도 시의 대응 등 검토할 요소는 약국에 따라 여러 가지가 있을 수 있지만, 기본적으로 「약사의 처방전 접수」 「정보수집 후 약력 기재」이 두 가지가 전제된다면, 조제업무의 정상화를 도모할 수 있다.

3 의약분업의 의미를 이해시키는 방법은 이것밖에 없다

약국현장에서 이 두 가지가 최대 고비가 되는 것은 이유가 있을 것이다. 그러나 원리원칙을 소홀히 하면, 다른 업무를 아무리 개선하더라고 근본적인 개선은 되지 않는다.

이들 조제업무의 재검토는 어디까지나 현행 제도 안에서 의무화되고 있는 내용이며, 환자나 다른 의료관계 직종의 사람들에게 의약분업을 바르게 이해시키기 위해서 필요한 사항으로, 모든 약국이 당연히 해야 할 일이다.

약사업무의 미래를 똑바로 바라보자

약사의 업무는 시대의 변천에 따라 변화해 간다. 사회환경, 경제, ICT의 진보, 국민의 의식 등에도 좌우된다. 의사의 진료와 약사의 약물요법의 관계도 변화해 간다.

약사업무와 관련해서는 리필처방전 및 테크니션 제도의 도입 나아가 일본판 CDTM(공동약물치료관리)도 현실적인 문제로 등장할 것이다. 이러한 변화의 시대에는 현재 약사업무에 필요한 스킬과 향후 필요한 스킬이 달라지는 것이 당연하다.

1 리필처방전 조제에 필요한 것은 무엇인가

리필처방전 제도에 대해서는 여러 각도에서 논의가 진행되고 있지만, 포인트는 약사의 스킬이다. 리필처방전 제도를 도입하면, 환자는 재진의 수고를 하지 않아도 되고, 의사는 부담이 줄어들고 의료비도 경감된다고 한다. 하지만, 우선은 환자의 QOL 향상이 전제되어야 한다. 그리고 환자의 QOL 향상을 지원하는 사람은 약사이다. 「약사에게 맡길 수 있는가」「의사나 환자는 납득할 수 있는가」라는 주장이 나올 것이다.

리필기간 중에 약사는 환자의 부작용 발현 유무, 증상의 악화, 복약상황 등을 모니터링하게 된다. 당연히, 바이탈사인을 체크하여 약학적 판단(pharmaceutical assessment)을 내리게 된다.

약사는 현재의 조제업무에 적극적으로 임하는 동시에 가까운 미래에 다가올 약사업무의 확대에도 순조롭게 대응해 나갈 수 있는 스킬을 키워야 한다.

2 환자의 QOL을 향상시키는 관점에서 테크니션제도를 생각하자

테크니션(조제보조원) 제도 도입에 대해서는 다양한 의견이 있지만, 조제업무의 충실화를 통한 환자의 QOL 향상이라는 관점에서 본다면 어떠한가.

조제수가는 노동 수수료(조제의 수고)보다는 기술적인 수수료(약학적 관리)로 옮겨가고 있다. 시대의 흐름은 환자의 케어 및 의사와의 협동 즉, 「대인업무」로 그 중심이 계속 이동해가고 있다. 바꿔 말하면, 테크니션 제도는 약사업무의 중심을 이동하기 위한 수단이 된다.

여기에서도 약사의 스킬이 요구된다. 테크니션 제도를 도입하였는데도 환자에게 돌아가는 장점에 아무런 변화가 없다면, 이것이야 말로 약사의 존재의의가 의심되는 일이다.

테크니션 제도 도입 논의는 이제 막 시작되었지만, 가까운 미래에 도입될 가능성이 크다. 그 때 「불필요한 약사」로 낙인 되지 않도록 깊이 명심해야 한다.

3 일본형 CDTM을 의식하자

일본에서 CDTM(Collaborative Drug Therapy Management)에 관심이 모아지고 있는 것은 후생노동성 의정국장이 2010년에 발표한 「의료 스텝의 협동 · 제휴를 통한 팀 의료 추진에 대해서」라는 통지가 계기가 되었다. 이 통지에는 약사를 적극적으로 활용할 수 있는 업무의 하나로서, 「약제의 종류, 투여량, 투여방법, 투여기간 등의 변경이나 검사 오더와 관련하여, 의사 · 약사 등이 사전에 작성 · 합의한 프로토콜을 토대로 전문적 지식을 활용하면서 의사 등과 협동하여 실시할 것」이라고 기재되어 있다.

지역완결형 의료를 목표하는 일본에서는 CDTM의 사고방식이 만성질환 환자 및 재택환자의 케어에 응용될 가능성도 있기 때문에 약국약사와도 관계없는 이야기는 아니다.

환자에 대한 지속적인 복약케어는 약사에게 부과된 업무이며, 약물치료를 성공으로 이끌고 부작용 발현을 미연에 방지하는 것은 약사의 사명이다.

이런 관점에서 볼 때, 앞으로는 재택의료에서도 약사가 바이탈사인을 체크하고, 환자의 상태를 지속적으로 모니터링하는 등 일본형 CDTM으로서 만성질환 환자의 약물치료를 실시하는 이러한 그림이 그려진다. 리필처방전을 조제할 때 실시하는 약사업무와 다를 것이 없다.

약국약사는 머지않은 미래에 이 같은 업무에 관여하게 될 것을 감안하여 매일매일 스킬업을 위해 정진해야 한다.

④ 약사는 증거자료를 가시화하자

정말로 의약분업을 사회에 뿌리내리게 하고 발전시켜 가기 위해서는 「이중

수고」「부담증가」를 상회하는 의료상의 장점이 없으면 안 된다. 이를 가시화하는 증거자료가 필요하다.

예를 들면, 약사가 처방전이나 환자로부터 얻은 정보에 기초하여 과량투여나 상호작용 등을 미연에 방지하면, 환자의 QOL 하락을 어느 정도 막을 수 있으며, 의료비 낭비를 어느 정도 막을 수 있는지. 약사의 적절한 복약케어가 기대하는 치료효과에 어떻게 작용했는지. 적정한 처방제안이 어떠한 결과를 가져왔는지. 남은약을 정리한 결과에 대한 효과는 어떠한지. 제네릭의약품 사용에 의한 약제비 절감효과는 어떠한지 등을 생각할 수 있다. 수학적인 데이터 이외에도 적절한 복약지도로 환자가 약에 대한 지식이 높아져 다음 번 다른 복약에 좋은 영향을 줄 수도 있을 것이다.

이러한 의약분업에 의한 의료의 질적 향상, 의료비 경감 등의 증거자료를 가시화하는 작업은 일차적으로 일본약사회나 학회 등이 할 역할이지만, 그 데이터의 원천은 매일매일 이루어지는 약사의 업무에서 나온다. 약사가 이러한 인식을 가지고 업무를 수행한다면, 약사업무의 질도 향상되고 환자의 신뢰도 높아질 것이다.

약국개설자는 의무를 자각하자

일본에서 약국개설은 반드시 약사만이 할 수 있는 것은 아니다. 그러나 개설자가 약사이든 약사가 아니든 상관없이, 국민 건강의 유지 · 향상에 공헌한다는 약국의 사명을 의식하면서 약국을 운영해야 하는 것은 당연한 의무이다. 현재, 유럽 대부분의 지역에서는 약국의 개설제한이나 복수점포 금지 등의 제도를 도입하고 있는데, 이는 국민에 대한 의약품 공급책임을 담보하기 위한 것이다.

유럽과는 약국의 역사적 배경이 다르기 때문에 동일하게 논의할 수는 없지만, 자유 개국제라고는 해도 약국개설자에게는 의약품의 공급책임을 완수할 책무가 있음은 말할 필요도 없다.

즉, 약국개설자는 약국의 존재의의, 사업의 지속성 등 약국의 사명, 비전을 토대로 약사를 비롯한 종업원이 적정한 업무수행을 할 수 있도록 업무체제에

만전을 기할 책임이 있다.

약력 미기재 문제만이 아니라, 조제업무에 관한 불상사는 일차적으로 해당 약사에게 책임이 있지만, 기업의 영리추구를 중시한 나머지 질보다 양을 추구한 기업의 자세에도 원인이 있을 것이다. 때때로 조제를 「비지니스 기회」로 보고, 라인 로빙(타업종의 유력 상품을 도입하여 상품범위를 확대해 가는 것)적 발상으로 조제에 나서는 기업도 적지 않다. 또, 처방전 매수나 조제수가를 높이기 위해서, 기업 내 약국 간 경쟁을 시키는 풍조도 있다.

약국이 의료법인이 아닌 민간영리기업이면서도 의료보험제도의 틀 안에서 운영되는 사회적 책임을 어떻게 다하는가이다. 이것이 명확하지 않은 약국개설자는 약국이라는 업태에서 철수하도록 해야 한다. 약국의 미래비전, 그것을 달성하기 위한 인재육성을 목표로 한 경영이 약국개설자에게는 필요하다.

맺음말

정부가 사회보장제도 개혁의 목표연도로 삼은 2025년까지 남은 시간은 10년이다. 「10년이나 있다」고 생각할지 「10년밖에 없다」고 생각할지는 각기 다르겠지만, 어찌되었든 그 10년간의 노력 여하에 따라 차세대 약국약사의 평가가 정해진다.

최근 약국약사의 동향에서 느껴지는 것은 조금씩 "변화의 조짐"이 보인다는 것이다. 이 움직임이 커다란 파도가 되어 전국 각지로 퍼져나가, 지역의료가 충실해지기를 기대한다.

이 책은 사회구조의 변화와 이에 대응하는 차세대의 약국약사상을 추구하는 데 주안점을 두었다. 제대로 뜻을 다 전달했는지 부끄러운 생각도 있지만, 약국약사를 응원하는 소리로, 또 지역주민 한 명이 기대를 표현한 것으로 받아들여 주면 행복하겠다.

약국약사의 존재기반은 숱한 변천을 거쳐 왔다. 일반의약품이나 화장품, 일용잡화를 판매하여 생계를 꾸려야 했던 분업미실시 시대. 지금은 당시의 일을 이야기하는 사람도 없어 자료나 문헌으로 아는 방법밖에 없지만, 의약분업 실현을 위해 앞 세대가 고군분투했던 것은 기억해두기 바란다.

의제가 제정되었던 1874년(메이지7년)부터 의약분업이 시작된 1974년(소화49년)까지 실제 100년의 세월이 흘렀다.

분업 이후, 대부분의 약국은 처방전 중심으로 태도를 바꿨다. 그리고 40년 남짓의 시간이 지난 오늘날에는 조제와 관련된 다양한 문제가 분출하였고, 이에 대한 대응과 함께 새로운 기능, 직능발휘가 요구되는 단계로 접어들었다.

이 커다란 시대의 전환기에 약국약사가 해야 할 일은 무엇인가라는 생각을 하게 된다. 중요한 것은 원점으로 돌아가 약국이란 무엇인가, 약사란 무엇인가를 생각해 보는 것이다.

약국약사가 의존해왔던 기반과 대처해야 할 문제를 명확히 하면, 어떻게 대응해야 할지 방향이 보이게 된다. 이 약국기능, 약사직능을 토대로 지역주민의 일상적인 건강관리부터 고도의 약물치료까지 다양한 대응을 전개할 수 있기를 바란다

분업비판론등이 상징하는 것처럼, 약국약사에게는 "역풍"이 불고 있는 것 같이 보일 수 있다.

그러나 생각을 바꾸면 "순풍"이 불고 있다고 할 수도 있다. 예를 들어 약력미기재 문제도 당연히 해야 할 것을 게을리 했기 때문에 비판받는 것이며, 많은 약국에게 환자별 약력을 관리하여 의약품 복용 시 안전성을 담보할 것을 인식시키는 기회라고 생각할 수 있다.

초고령사회에서 의료니즈 · 개호니즈는 점점 더 높아진다. 거기에는 반드시 의약품이 필요하다. 약사의 업무는 조제를 하고 약제를 교부하는 것뿐만 아니라 교부 후의 복약관리에 어떻게 관여하느냐가 중요한 시대가 되었다. 처방전의 지시와 환자 상황을 충분히 검토하여, 조제여부를 판단하는 것은 약사로서, 교부 후에도 책임을 갖는 것은 당연한 의무라고 생각된다.

재택의료 · 개호에 대한 관여, 건강정보 거점으로서의 과제 등 약국약사가 존재가치를 나타낼 수 있는 과제는 많다. 이를 위해서는 지역약사회 조직의 활성화가 필요하다. 특히 일본에는 중소규모의 약국이 압도적으로 많다. 개개인의 노력만으로는 한계가 있기 때문에 조직력을 통해 길을 열어가야 할 것으로 생각된다. 다른 산업의 헬스케어분야 진출이 이어지고 있는 한편, 약국업계의 M&A도 활성화되고 있다. 지역제휴를 위해서는 우선 약국간의 제휴를 긴밀히 해야 할 것이다.

2012년 이후, 약학교육 6년제를 이수한 약사가 등장하고 있다. 그러나 그들이 배운 임상약학을 발휘할 수 있는 무대는 정비되어 있는가. 미래에 대한 비전을 가질 수 있는 환경을 정비하는 것은 현역세대의 역할이기도 하다.

이 책의 곳곳에는 격한 표현이 있다. 듣기 좋은 표현을 굳이 삼가고 솔직한 마음으로 현상과 장래를 똑바로 보려고 시도한 결과이다. 이 글을 읽으시는 분들이 약국가의 앞날을 생각한 질타격려로 생각해주시면 감사하겠다.

마지막으로 이와 같은 기회를 주신 주식회사 지호에 진심으로 감사드린다. 필자에게는 옛 직장이기도 한데, 이런 식으로나마 은혜를 갚을 수 있다면 이보다 더 기쁜 일은 없을 것 같다. 또한, 집필은 지호출판국의 많은 분들을 번거롭게 하여 완성할 수 있었다. 다시 한 번 감사드린다.

2015년 4월 후지다 미치오